临床护理研究与新进展

主 编　高　芳

编　者　常慧晓　张晓芸

天津出版传媒集团

天津科技翻译出版有限公司

图书在版编目(CIP)数据

临床护理研究与新进展／高芳主编．—天津：天
津科技翻译出版有限公司，2022.4
ISBN 978-7-5433-4222-4

Ⅰ.①临… Ⅱ.①高… Ⅲ.①护理学－研究 Ⅳ.
①R47

中国版本图书馆 CIP 数据核字(2022)第 053525 号

临床护理研究与新进展
LINCHUANG HULI YANJIU YU XINJINZHAN

出　　　版：天津科技翻译出版有限公司
出 版 人：刘子媛
地　　　址：天津市南开区白堤路 244 号
邮政编码：300192
电　　　话：022-87894896
传　　　真：022-87893237
网　　　址：www.tsttpc.com
印　　　刷：北京虎彩文化传播有限公司
发　　　行：全国新华书店
版本记录：880mm×1230mm　16 开本　8.5 印张　200 千字
　　　　　　2022 年 4 月第 1 版　2022 年 4 月第 1 次印刷
定　　　价：68.00 元

(如发现印装问题,可与出版社调换)

前　言

　　随着社会经济的发展和人民生活水平的提高，护理专业人员的技能水平面临着更高的挑战。与此同时，医学科技的发展使护理新理论、新技术不断涌现，并广泛应用于临床，有效地减轻了患者的负担，缓解了患者的病情。实施以人的健康为中心、以护理程序为框架的整体护理模式，要求护士具备更高的人文素质、实践技能、整体护理知识和社会知识，本书正是在这样的背景下编写而成的。

　　本书在力求内容覆盖面广、知识含量大的同时，注重内容的实用性和先进性，主要介绍了临床各科室常见病、多发病的护理。全书融会了现代护理学的最新科研成果，体现了当代护理学的水平，在贴近临床护理工作实际的同时，紧密结合了国家医疗卫生事业的新进展和护理学的发展趋势。参与编写的各位作者长期工作在繁忙的医、教、研第一线，在编写过程中付出了艰辛的劳动，在此表示衷心的感谢。

　　在编写过程中，编者参阅了许多相关专业的文献，但由于写作时间和本书篇幅有限，书中难免有纰漏和不足之处，恳请广大读者予以批评指正。

高　芳

2022 年 1 月

目　录

第一章

发热门诊技术管理规范

第一节 发热与发热门诊

一、发热

发热是指病理性体温升高，是人体对致病因子的一种全身反应，是临床上最常见的症状，也是疾病进展过程中的重要临床表现。发热患者占接受医疗服务患者的36%，占所有住院患者的29%。体温升高分为生理性和病理性，生理性的多为暂时性升高，无重要临床意义；病理性的原因众多，其中各种病原体引起的传染病、全身性或局灶性感染占首位。因此，发热成为众多传染病特别是急性传染病的突出症状，也是多数传染病的共同特征。

正常成人体温保持一定的恒定水平，个体之间存在差异。一般认为舌下温度为37℃，腋窝温度为36.5℃，直肠温度较舌下温度高0.3~0.5℃，一日之间体温相差不超过1℃为正常值。在体温调节中枢的控制下，人体体温的正常范围保持在36.2~37.2℃。当舌下温度高于37.5℃、腋窝温度高于37.4℃、直肠温度高于37.8℃或一日之内体温相差在1℃以上时称为发热。

（一）病因

引起发热的疾病有很多，根据致病原因不同可分为两类。

1. 感染性疾病 在发热待查中占首位，包括常见的各种病原体引起的传染病、全身性或局灶性感染。以细菌引起的感染性发热最常见，其次为病毒。

2. 非感染性疾病

（1）血液病与恶性肿瘤：如白血病、恶性组织细胞病、恶性淋巴瘤、结肠癌、原发性肝细胞癌等。

（2）变态反应疾病：如药物热、风湿热等。

（3）结缔组织病：如系统性红斑狼疮（SIE）、皮肌炎、结节性多动脉炎、混合性结缔组织病（MCTD）等。

（4）其他：如甲状腺功能亢进、甲状腺危象、严重失水或出血、热射病、中暑、骨折、大面积烧伤、脑出血、内脏血管梗死、组织坏死等。

（二）分期

发热过程可分为3个时期，各期的持续时间因病而异。

1. 体温上升期 此期为发热开始阶段，由于调定点上移，原来正常的温度成为"冷刺激"，体温调节中枢调温指令使骨骼肌颤抖（节律性收缩）、皮肤血管收缩、皮肤温度下降、排汗抑制，患者发冷或寒战，如立毛肌收缩，皮肤出现"鸡皮疙瘩"。此期的热代谢特点是产热大于散热。

2. 高热持续期 体温升高到调定点新水平，不再继续上升，而是在这个与新调定点相适应的高水平波动，称为高热持续期。此时寒战停止并开始出现散热反应。皮肤血管较为扩张，血量增加，皮肤温度上升，加强皮肤水分蒸发，因此皮肤、口唇比较干燥，此期的热代谢特点是产热与散热在高水平上保持相对平衡。

3. 体温下降期 由于发热激活物、内生致热源（EP）等消除，体温调节中枢的调定点返回正常水平。此时血温高于调定点，体温调节中枢通过交感神经使皮肤血管进一步扩张，散热增强，产热减少，体温开始下降，汗腺分泌增加，可能会大量出汗，严重者引起脱水，最后体温恢复到正常调定点相适应水平。

（三）发热原因的鉴别

根据热程、热型与临床特点，可将发热分为急性发热（热程小于 2 周）、长期发热（热程超过 2 周，且多次体温在 38℃以上）和反复发热（周期热）。

1. 急性发热

（1）呼吸道病毒性感染：本组疾病占急性呼吸道疾病的 70%～80%。临床特点为多种表现，上呼吸道感染症状大多较轻，而细支气管炎和肺炎的症状较重。

（2）甲型 H1N1 流感：甲型 H1N1 流感的早期症状与普通流感相似，包括发热、咳嗽、喉痛、周身疼痛、头痛、发冷和疲劳等，有些还会出现腹泻或呕吐、肌痛或疲倦、眼睛发红等。部分患者病情可迅速进展，来势凶猛，突然高热，体温超过 39℃，甚至继发严重肺炎、急性呼吸窘迫综合征、肺出血、胸腔积液、全血细胞减少、肾衰竭、败血症、休克及 Reye 综合征、呼吸衰竭及多器官损伤，导致死亡。患者原有的基础疾病亦可加重。

（3）严重急性呼吸综合征（SARS）：一种由冠状病毒引起的以发热、呼吸道症状为主要表现的具有明显传染性的肺炎。重症患者易迅速进展为成人型呼吸窘迫综合征（ARDS）而死亡。

（4）肾综合征出血热。

（5）传染性单核细胞增多症：由 EB 病毒引起，全年均可散发，见于青少年。特点是发热、咽峡炎、颈后淋巴结肿大、肝（脾）大等。

（6）流行性乙型脑炎：有严格季节性，特点为起病急、高热、意识障碍、惊厥、脑膜刺激征、脑脊液异常等。

（7）急性病毒性肝炎：甲型、戊型肝炎在黄疸前期可出现畏寒、发热，伴有上呼吸道感染症状，类似于流行性感冒。

（8）斑疹伤寒：主要表现是起病急、高热、剧烈头痛等。

（9）急性局灶性细菌性感染：此类疾病的共同特点是高热、畏寒或寒战等。

（10）败血症：在患有原发性感染灶时，出现全身性脓毒血症症状，并有多发性迁徙性脓肿时有助于诊断。

2. 长期高热

（1）感染性疾病

1）结核病：原因不明的长期发热，如白细胞计数正常或轻度增高甚至减少者，应考虑结核病。

2）伤寒、副伤寒：以夏秋季多见，遇持续性发热 1 周以上者，应注意伤寒的可能。

3）细菌性心内膜炎：凡败血症（尤其金黄色葡萄球菌所致）患者在抗生素治疗过程中，突然出现心脏器质性杂音应考虑到本病的可能性。

（2）非感染性疾病

1）原发性肝癌：临床特点是起病隐匿，早期缺乏特异症状，一旦出现典型症状则多属晚期。

2）恶性淋巴瘤：包括霍奇金病和非霍奇金淋巴瘤，临床无症状或有进行性淋巴结肿大、盗汗、消瘦、皮疹等。

3）恶性组织细胞病：本病临床表现复杂，发热是常见的症状。

4）急性白血病：可有发热，经血涂片、骨髓检查可以确诊。

5）血管-结缔组织病：SLE，长期发热伴有两个以上器官损害，血常规白细胞减少者应考虑到本病；结节性多动脉炎，表现为长期发热，伴肌痛、关节痛、皮下结节、肾损害、高血压、胃肠症状等；类风湿关节炎，可有畏寒、发热、一过性皮疹，关节痛不明显，淋巴结增大，肝（脾）大等。

3. 长期低热

腋窝温度达37.5～38℃、持续4周以上为长期低热，常见病因有以下几种。

（1）结核病：为低热的常见病因，以肺结核多见。

（2）慢性肾盂肾炎：为女性患者常见低热原因。

（3）慢性病灶感染：如鼻旁窦炎、牙龈脓肿、前列腺炎、胆管感染、慢性盆腔炎等。

（4）获得性免疫缺陷综合征（AIDS）：由人免疫缺陷病毒（HIV）侵犯和破坏人体免疫系统、损害多个器官引起的全身性疾病。表现为长期不规则发热，慢性腹泻超过1个月，对一般抗生素治疗无效，消瘦，原因不明的全身淋巴结肿大，反复细菌、真菌、原虫等感染。

（5）甲状腺功能亢进：表现为早期低热伴心悸、脉搏快、多汗、食欲亢进、消瘦、手颤、甲状腺肿大、局部杂音等。

（6）恶性肿瘤：中年以上者有不明原因的低热，血沉增快，应注意肿瘤检查。如原发性肝癌、肺癌、肾癌及结肠癌等。

（7）感染后低热：急性细菌性或病毒性感染控制后，仍有低热、乏力、食欲缺乏等。

4. 反复发热

（1）布氏菌病。

（2）疟疾：以间日疟、三日疟较常见。

（3）淋巴瘤。

（4）回归热。

5. 超高热病

（1）中暑或热射病。

（2）中枢神经系统疾病：如病毒性脑炎、脑出血及下丘脑前部严重脑外伤等。

（3）细菌污染血的输血反应。

（四）发热性疾病的诊断程序

发热很少是单一病理过程，原因不明的发热诊断原则是对临床资料的综合分析和判断，根据热程、热型、病史、临床表现与实验室及辅助检查的结果进行诊断。

1. 问诊与查体　详细地询问病史，如起病的缓急、发热持续时间与体温的高度和变化、发热的伴随症状特别是定位的局部症状有重要的参考价值。询问流行病学史，如发病地区、季节、年龄职业、生活习惯、旅游史与密切接触史、手术史、输血史、外伤史及牛羊等家禽、家畜接触史等，根据问诊的情况有针对性地进行查体。

2. 分析热型　临床上各种感染性疾病具有不同的热型，在病程进展过程中热型也会发生变化，因此，了解热型对于诊断、判断病情、评价疗效和预后均有一定的参考意义。

（1）按温度高低（腋窝温度）：分为低热型（<38℃）、中热型（38～39℃）、高热型（39～40℃）和超高热型（>40℃）。

（2）按体温曲线形态分型：如稽留热、弛张热、间歇热、双峰热、消耗热、波状热、不规则热等热型的形成机制尚未完全阐明。大多认为热型与病变性质有关。决定病变性质的因素为内生致热原产生的速度、量和释放入血的速度，这些均影响体温调定点上移的高度和速度。

3. 区别感染性发热与非感染性发热

（1）感染性发热：感染性发热多具有以下特点。①起病急伴有或无寒战的发热；②全身及定位症状和体征；③血常规：白细胞计数高于 $1.2 \times 10^9/L$，或低于 $0.5 \times 10^9/L$；④四唑氮蓝试验（NBT）：如中性粒细胞还原 NBT 超过 20%，提示有细菌性感染，有助于与病毒感染及非感染性发热的鉴别（正常值<10%），应用激素后可呈假阴性；⑤C 反应蛋白（CRP）测定：阳性提示有细菌性感染及风湿热，阴性多为病毒感染；⑥中性粒细胞碱性磷酸酶积分增高：正常值为 0～37 分，分值越高，越有利于细菌性感染的诊断，对妊娠、癌肿、恶性淋巴瘤者更有意义，应用激素后可使之升高或呈假阳性。

（2）非感染性发热：非感染性发热具有下列特点。①热程长超过 2 个月，热程越长，可能性越大；②长期发热一般情况好，无明显中毒症状；③贫血、无痛性多部位淋巴结肿大、肝（脾）大。

4. 实验室检查和辅助检查　要根据具体情况有选择地进行结合临床表现分析判断，如血常规、尿常规、病原体检查（直接涂片、培养、特异性抗原抗体检测分子生物学检测等）、X 线、B 型超声、CT、MRI、ECT 检查，组织活检（淋巴结、肝、皮肤黏膜）、骨髓穿刺等。

二、发热门诊

发热门诊管理规定，发热门诊要最大限度地减少医院内交叉感染的发生。设立发热门诊，使前来就诊的发热患者集中就诊、检查，为防治传染病及烈性传染病，做到早发现、早报告、早隔离、早治疗奠定基础，将发热患者和非发热患者分开诊治，避免非发热患者与传染性疾病患者的交叉感染，最大限度保护就诊患者。发热门诊的功能：监测 SARS、禽流感、甲型 H1N1 流感等急性烈性传染病疫情；为普通发热患者提供医疗护理服务；一旦出现传染病疫情，发热门诊的设置就会起到隔离防护功能。

发热门诊应设立在与住院部和门诊大楼有一定距离且在相对独立的区域内，采取全封闭的就诊流程并有明显的就诊行进路线标识，通风良好。发热患者就诊后交费、检查、住院、出院均在门诊内完成，减少患者在医院内的流动，避免了发热患者及传染病患者的交叉感染，保护了大多数就诊患者。

发热门诊分为 3 个功能区：①门诊接诊区，设有分诊、挂号、收费、处置、化验、X 线摄影、洗片、诊室和消毒室，为患者提供一条龙服务。②隔离留观病区，内设半污染区和污染区，在半污染区设医、护办公室，治疗室和消毒室；污染区设有独立卫生间的隔离病房，病房内有呼叫系统，配备患者独立使用的处置、消毒、保洁等专用物品。房门设锁，窗户安装排风扇和护栏，户外设防护隔离带，确保患者隔离期间不与外界接触。③医护工作室，内设清洁区和半污染区，清洁区设有会诊室、休息室、库房、消毒室、卫生间和清洁更衣室。半污染区按脱衣程序依次设更衣室及沐浴室，半污染区与清洁区之间设紫外线消毒防护门。并按传统病房的功能分区，严格划分清洁区、半污染区、污染区，区间有缓冲地带。发热门诊应规划醒目的地面标识和空间指示牌，工作人员和患者从不同的路径出入发热门诊。明确、规范的分区管理有利于消毒隔离。

对前来就诊的患者体温>37.5℃者均应到发热门诊就诊，分诊台为发热患者实行实名制登记，详细登记个人资料，询问流行病学史，常规体格检查，测量体温，化验血、尿、粪常规及胸部 X 线片检查，无指征者离院或转科；有指征者做进一步相关专科检查，并留在发热门诊科观察，留观患者一人一间病房，无特殊检查时不得出病房，更不准互相串病房及进入清洁区；排除者则离院或转科，确诊传染病者则入定点医院或科室进行治疗。

发热门诊一般需要从临床中选取思想积极进步，身体素质好，没有器质性疾病，心理素质好的医、护、技、药等工作人员，常规培训医务人员对职业的认识程度，牢固掌握发热性疾病的临床相关知识，熟悉掌握急救知识，穿脱防护用具，能悉知并应用心理学等方面的知识。

发热门诊的建立任重而道远，它不仅承担着防控和救治的双重职责，还是采集传染病防治工作基础数据的重要环节。实践证明，根据数量适当、布局合理、条件合格、工作规范的原则而设立在医疗机构内的发热门诊，是按照流行病学的规范和传染病防治法要求，从整体上规划了发热患者的诊断、排查工作。在发热患者的处理中，发热门诊是其中一个重要环节，其建立无疑有利于疾病的诊断、疫情的控制、人类的生存。

第二节　易感人群的预防接种管理

接种疫苗是预防和控制呼吸道传染病的主要措施之一。在呼吸道传染病流行季节之前对人群进行疫苗预防接种，可以减少接种者的感染机会或者减轻症状，可以降低因呼吸道传染病流行引起的人群超额住院率和超额死亡率，减少流行病造成的危害，减轻疾病负担。目前，呼吸道传染病的关键是预防，而预防最简便、有效的方法是接种呼吸道传染病疫苗。根据世界卫生组织的估计，从最初识别出呼吸道传染病毒株到第一剂疫苗上市，通常需要 5～6 个月时间。

一、疫苗预防接种原则

（1）疫苗预防接种应遵循自愿的原则。各级卫健委部门要加强宣传和健康教育，使公众了解呼吸道传染病疫苗接种的有关知识。

（2）呼吸道传染病疫苗预防接种应遵循安全、有效的原则，严格按照有关部门关于生物制品和预防接种的有关规定和要求进行管理和操作。

二、疫苗预防接种的目的

（1）减少接种疫苗者感染呼吸道传染病和感染呼吸道传染病后发生并发症的机会，降低呼吸道传染病相关住院率、死亡率。

（2）保护老年人、幼儿、慢性病患者、体弱多病者等人群，避免与上述人群接触机会较多者感染呼吸道传染病病毒后，传播给这些人群。

三、呼吸道传染病疫苗使用建议

（一）疫苗接种对象

所有希望减少患呼吸道传染病可能性、没有接种禁忌、年龄在 6 个月以上者都可以接种呼吸道传染病疫苗。

1. 重点推荐人群

（1）60 岁以上人群。

（2）慢性病患者及体弱多病者。

（3）医疗卫生机构工作人员，特别是一线工作人员。

（4）小学生和幼儿园儿童。

2. 推荐人群

（1）养老院、老年人护理中心、托幼机构的工作人员等。

（2）服务行业从业人员，特别是出租车司机，民航、铁路、公路交通的司乘人员，商业及旅游服务的从业人员等。

（3）经常出差或到国内外旅行的人员。

各级卫生行政部门可以根据本地区、本部门的实际情况对重点推荐人群和推荐人群进行适当调整。

3. 慎用人群　妊娠 3 个月以上的孕妇。

（二）禁止接种呼吸道传染病疫苗的人群

（1）对鸡蛋或疫苗中其他成分过敏者。

（2）吉兰-巴雷综合征患者。

（3）妊娠 3 个月以内的孕妇。

（4）急性发热性疾病患者。

（5）慢性病发作期。

（6）严重过敏体质者。

（7）12 岁以下儿童不能使用全病毒灭活疫苗。

（8）医生认为不适合接种的人员。

（三）接种疫苗的时间选择

由于接种疫苗后人体内产生的抗体水平会随着时间的延续而下降，并且每年疫苗所含毒株成分因流行优势株不同而有所变化，所以每年都需要接种当年度的呼吸道传染病疫苗。

在呼吸道传染病流行高峰前 1～2 个月接种呼吸道传染病疫苗能更有效发挥疫苗的保护作用。可根据当地流行的高峰季节及对疫情监测结果的分析预测，确定并及时公布当地的最佳接种时间。

（四）疫苗接种反应

全病毒灭活疫苗、裂解疫苗和亚单位疫苗的成分都没有感染性，不会引起呼吸道传染病，但是接种疫苗后有可能发生与疫苗无关的耦合性呼吸道疾病。

（1）局部反应：注射部位短暂的轻微疼痛、红肿。

（2）全身反应：接种后可能发生低热、不适。一般只需对症处理，不会影响疫苗效果。对鸡蛋蛋白高度过敏者可发生急性超反应。

（五）疫苗使用注意事项

严格按照产品使用说明书操作。

四、疫苗预防接种的组织管理

呼吸道传染病疫苗的预防接种应严格按照国家关于生物制品和预防接种的有关规定和要求管理。开展呼吸道传染病疫苗的群体性预防接种，必须经省级卫生行政部门批准，由县级以上卫生行政部门组织实施。认真做好呼吸道传染病疫苗预防接种不良反应或事故监测、报告和调查工作，发现问题要迅速采取有效措施，认真、妥善地处理好。发现群体性预防接种不良反应或事故要及时上报卫健委。

如果一种呼吸道传染病已经流行，而疫苗尚未研制出时，预防呼吸道传染病的主要方法是坚持正常的饮食作息，经常锻炼身体，提高自身的免疫力，以及开窗通风、避免去人多的公共场合、勤洗手等。

第三节 常见发热疾病门诊治疗管理

发热是人体对致病因子的一种全身性病理反应，也是一种常见的症状。发热原因分为感染性和非感染性两大类，而病毒所致的发热则是导致感染性发热的原因之一。

一、急性上呼吸道感染、咽炎、化脓性扁桃体炎

（一）临床表现

起病初期可伴有发热、咽干、咽痛、咽痒或喷嚏、鼻塞、流鼻涕等。体检发现鼻腔黏膜水肿充血、咽轻度充血、扁桃体、颌下淋巴结肿大，肺部无异常体征。

（二）实验室检查

血常规，病毒感染时白细胞计数正常或偏低；淋巴细胞比例升高；细菌感染时，白细胞计数增多，中性粒细胞增多和核左移现象。

（三）治疗原则

1. 急性上呼吸道感染 清开灵 30mg + 5%葡萄糖液 500mL，静脉滴注，每日 1 次，对症治疗。必要时给予阿莫西林 500mg，每日 3 次。热退后 1～2d 后停用。多饮水，避免着凉。

2. 急性咽炎、化脓性扁桃体炎

（1）头孢呋辛：0.25g + 生理盐水 100mL，静脉滴注，每次 8～12h。或头孢曲松 2g + 生理盐水 100mL，静脉滴注，每日 1 次。

（2）青霉素过敏者，可用左氧氟沙星 300mg 静脉滴注，每次 12h。或其他喹诺酮类如依诺沙星、帕珠沙星等。

（3）对症处理：热退 1～3d 后停药。

二、急性支气管炎

（一）临床表现

起病较急，常为先有急性上呼吸道感染症状，当炎症累及气管、支气管黏膜，则出现咳嗽、咳痰，先为干咳或少量黏液性痰，后可转为黏液性脓痰，痰量增多，咳嗽加剧，偶可痰中带血。

（二）实验室检查

白细胞计数和分类多无明显改变。细菌性感染较重时白细胞计数可增高。痰涂片或培养可发现致病菌。

（三）X 线检查

支气管肺炎主要依靠 X 线检查，大多数正常或肺纹理增粗。

（四）治疗原则

（1）头孢呋辛 0.25g + 生理盐水 100mL 静脉滴注，每次 12h。或头孢曲松 2g + 生理盐水 100mL 静脉滴注，每日 1 次。

（2）阿奇霉素 500mg 口服，每日 1 次，连续 5d。或阿奇霉素 500mg 静脉滴注，每日 1 次，连续 5d。或左氧氟沙星 300mg 静脉滴注，每次 12h，连续 3～5d。

（3）对症处理。

三、肺炎（细菌性、病毒性、支原体、衣原体、SARS）

根据不同病因进行肺炎的鉴别诊断。

1. 细菌性肺炎

（1）年轻体壮者

1）青霉素 480 万 U + 生理盐水 100mL 静脉滴注，每次 12h，疗程 10～14d。

哌拉西林 3g + 生理盐水 100mL 静脉滴注，每次 12h，疗程 10～14d。

2）青霉素过敏者可用左氧氟沙星 300mg 静脉滴注，每次 12h，疗程 10～14d。

3）目前，耐青霉素的肺炎链球菌增多，可选用二代、三代头孢类抗生素。

（2）年老体弱者

1）青霉素 480 万 U + 生理盐水 100mL 静脉滴注，每次 12h。

注射用头孢曲松钠 2g 静脉滴注，每日 1 次，疗程视病程而定。

2）青霉素过敏者可用左氧氟沙星 300mg 静脉滴注，每次 12h，疗程视病程而定。

3）青霉素耐药者可选用二代、三代头孢类抗生素或红霉素类，疗程视病程而定。

4）对症处理。

2. 病毒性肺炎 可选用更昔洛韦、利巴韦林等，抗生素治疗无效。

3. 支原体肺炎 如以下内容所述。

（1）大环内酯类抗生素治疗效果较好，如阿奇霉素 0.5g + 生理盐水 250mL 静脉滴注，每日 1 次，连续 5d。

（2）还可选用呼吸喹诺酮类，疗程 2～3 周。

4. SARS

（1）一般性治疗。

（2）抗病毒治疗

1）达菲（磷酸奥司他韦）：75mg 口服，每日 2 次，服用 5d。

2）利巴韦林（病毒唑）：200～300mg 口服，每日 3 次，疗程 5～6d。或静脉给药每日 1 次，每次 500mg。

重组干扰素 α：每日 1 次 100 万 U，肌内注射。

（3）抗生素的应用

1）阿奇霉素：每次 500mg 口服，每日 1 次，或静脉滴注 500mg，每日 1 次，连用 3～5d。

2）左旋氧氟沙星，每次 200mg 口服，或静脉滴注 200mg，每日 2 次。

（4）激素的应用：①甲泼尼龙 1mg/（kg·8h）静脉注射 1 次，连用 5d；②甲泼尼龙 1mg/（kg·12h）静脉注射 1 次，连用 5d；③每次甲泼尼龙 0.5mg/kg，每日 2 次，连用 5d；④每次甲泼尼龙 0.25mg/kg，每日 2 次，连用 3d；⑤每次甲泼尼龙 0.125mg/kg，每日 2 次，连用 3d 后停用。

（5）免疫调节的应用：①胸腺素 100～300mg/kg，连续 2～3d 静脉滴注；②丙种球蛋白，重症感染每日 200～300mg/kg，连续 2～3d 静脉滴注。

（6）氧疗。

（7）并发症的处理。

四、甲型 H1N1

（一）临床表现

潜伏期 1～7d，表现为流感样症状，包括发热（腋温≥37.5℃）、流涕、鼻塞、咽痛、咳嗽、头痛、肌痛、乏力、呕吐和（或）腹泻。可发生肺炎等并发症。少数病例病情进展迅速，出现呼吸衰竭、多脏器功能不全或衰竭。患者原有的基础疾病亦可加重。

（二）实验室检查

（1）甲型 H1N1 流感病毒核酸检测阳性。
（2）分离出甲型 H1N1 流感病毒。
（3）血清甲型 H1N1 流感病毒的特异性中和抗体水平呈 4 倍或 4 倍以上升高。

（三）治疗原则

1. 一般治疗　嘱患者休息，多饮水，密切观察病情变化；对高热病例可给予退热治疗。
2. 抗病毒治疗　应及早应用抗病毒药物，如利巴韦林。
奥司他韦应尽可能在发热 48h 内使用（36h 内最佳），疗程为 5d。奥司他韦的成人用量为75mg，每日 2 次。
3. 其他治疗
（1）如出现低氧血症或呼吸衰竭的情况，应及时给予相应的治疗措施，包括吸氧、无创机械通气或有创机械通气等。
（2）出现其他脏器功能损害时，给予相应的支持治疗。
（3）对病情严重者（如出现感染中毒性休克并发急性呼吸窘迫综合征），可考虑给予小剂量糖皮质激素治疗。不推荐使用大剂量糖皮质激素。
（4）并发细菌感染时，给予相应的抗生素治疗。

五、急性胃肠炎及急性细菌性痢疾

（一）胃肠炎

1. 临床表现多为急性发作，常有上腹部疼痛、腹胀或不适，嗳气、恶心、呕吐、反酸等症状，甚至出现呕血和（或）黑粪，常于进食数小时（多在 24h 内）发病，伴有发热、腹痛、腹泻、黏液糊状便，量不多，严重者出现脱水、电解质紊乱、酸中毒等。
2. 实验室检查血常规高，便常规有白细胞，有或无红细胞。

（二）细菌性痢疾

1. 临床表现　发病多在夏、秋季，往往形成大、小流行趋势。潜伏期多为 1～2d，可长达 7d，患者常以畏寒、发热和不适感急骤起病，并伴有腹痛、腹泻，排便每日一二十次，里急后重、恶心、呕吐与脱水。粪便初呈水样，以后排出脓血样或黏液样血便。
2. 实验室检查　镜检可见大量红、白细胞，痢疾杆菌呈阳性。
3. 对症治疗
（1）有腹痛者可选解痉药，如山莨菪碱 10mg 或颠茄 10mg 或阿托品 0.5mg，每日 1～3 次。
（2）腹泻次数多者可选用复方地芬诺酯 5mg，每日 3 次。发热者予以药物与物理降温。

（3）液体疗法：口服补液盐治疗。用法：1 袋（13.95g）兑水 500mL，每日 2 次；严重腹泻、已有明显脱水者，应采取口服加静脉补液法，同时禁食。根据情况酌情补液 2500～3000mL/d，并注意电解质平衡。如有酸中毒情况，可静脉滴注 5%碳酸氢钠或乳酸钠。

（4）抗感染治疗

1）小檗碱 0.5g，每日 3 次；诺氟沙星 0.2g，每日 3 次。

2）复方新诺明 2 片每次 12h（过敏者禁用）。

3）若口服药无明显效果，可静脉滴注抗生素，如庆大霉素 16 万 U，每日 1 次，依替米星 0.15g 静脉滴注，每日 2 次，三代喹诺酮药，如环丙沙星、左氧氟沙星等 100mL（0.2g），每日 2 次。

（5）胃肠道黏膜保护药：思密达 3g，口服，每日 3 次。

第二章

急诊分诊

分诊是根据患者的主要症状和体征、区分病情的轻重缓急及隶属专科、进行初步诊断、安排救治顺序的过程。分诊的重点是病情分诊和专科分诊，是抢救危重伤患者的重要环节。分诊是急诊护理工作中重要的专业技术，所有的急诊就诊患者均要先通过护士分诊，才能得到专科医生的诊治，如果分诊错误，则有可能延误危重患者的抢救治疗时机，甚至危及患者的生命。

第一节　分诊的目的和功能

医院几乎都设有急诊科（室），为了使危重患者随时得到救治，急诊科 24h 不间断地提供急救医疗服务。由于社会的不断发展、人们工作时间与门诊开放时间的冲突及人们生活节奏的加快，大量患者认为急诊科能使他们尽快就医、节省看病时间，因此，造成了在急诊科就诊的患者中，绝大部分患者属于非急症患者，只有少部分患者病情急重，需要急救处理。国外文献及国内急诊资料统计分析表明：在急诊科就诊的患者中只有 20% 的患者属于真正意义上的急诊患者，而 80% 的患者是"非急诊患者"。毕竟，急诊科的人力、物力及空间资源是有限的，难以应对日益增多的来诊患者，要使有限的急诊资源充分发挥作用，急诊分诊制度就显得尤为重要。它可把危重患者与非急诊患者分开，使真正需要急救处理的患者能第一时间得到救治，提高患者的抢救成功率，降低伤残率。

一、分诊的目的

急诊分诊是急诊工作的重要组成部分，通过对患者的主观与客观资料的收集，评估患者病情的危急程度，迅速确认那些紧急的、具有生命危险的患者，使危重患者立即得到急救措施，以降低患者的病死率及致残率，提高患者的生存质量；同时，通过安排患者就诊的先后顺序，充分利用急诊科的资源，增加急诊的工效率，减少患者的等待时间；另外，对急诊科难于容纳的非急诊患者可分流至门诊，减少急诊科的拥挤，使急诊工作有计划、有秩序地进行，做到"忙而不乱，快而准"，合理科学地分配急诊科的医疗资源和医疗空间。

二、分诊的功能

急诊患者病情复杂，症状急、重、发展迅速，患者及其家属的心态和求医心理复杂多样。尤其是突发性疾病，患者均暂时失去了控制生理良好状态的能力，被迫进入一个陌生的环境，其心理完整性受损，对病情的不可预知性使患者及其家属普遍存在着恐惧、焦虑的心理，故患者就诊的第一需求则是能尽早看到医护人员，求得帮助。因此，急诊科的工作，强调的是快速、准确、及时、有效，挽救患者的生命，解除患者的痛苦，在患者就诊最初的几分钟内，迅速评估、判断，将危急、紧急、次急和非急诊患者分流到相应的最佳区域进行处置，使急诊救治有效快捷和更具有针对性。

分诊的功能包括以下几种：

（1）对患者的症状、体征给予快速地评估，根据危急程度，安排优先诊治顺序，使危重症患者得到及时救治。

（2）给予患者初步的急救措施，如止血、包扎、吸氧、输液等。

（3）根据病情安排患者进行简单的化验检查，如血、尿、粪常规，心电图检查，微量血糖测定等，缩短患者的候诊时间。

（4）迅速准确的分诊可以减少患者因各种会诊、检查而耽误时间，缩短了患者的看病时间，避免患者在会诊、检查过程中因病情变化而延误治疗。

（5）对候诊的患者进行监管，发现病情变化及时重新评估，调整分类级别。

（6）使患者得到医护人员的关心，减轻患者与其家属的焦虑程度。

（7）通过分诊、分流，使急诊资源充分利用，减少确实需要急救措施患者的等候时间。

（8）给予患者及其家属医疗咨询，提供适当的健康教育，提高医疗服务质量，提高患者的满意度。

（9）在遇有枪伤、殴打、车祸等患者时，应报警。

（10）遇到成批伤病员时，应及时通知上级，协助调配抢救人员。

第二节 分诊种类和分类系统

急诊分诊作为急诊工作的第一关，关系到整个急诊工作的医疗护理质量。急诊分诊的目的是护士针对患者不同的病情和可能的病因，根据病情的轻重缓急确定就诊的先后次序，安排合适的诊疗区域，同时对于危重患者使用绿色通道，缩短等待时间，提高急诊救治率。

一、分诊种类

根据分诊的地点不同，可以将分诊分为院前分诊、灾难分诊和院内分诊。

（1）院前分诊：院前分诊与院内分诊不同，院前分诊的重点是对现场的管理，对伤病员的伤情做出评估，决定如何救治，病情稳定立即转送医院继续治疗。

（2）灾难分诊：当灾难发生时，各医疗队接报到达灾难现场，由于灾难现场环境复杂、伤病员多、病情重，如果没有一个统一的分诊系统对伤病员进行分类，安排救治顺序，必然出现轻伤病员争先恐后地上救护车，而重伤病员被留在事故现场的现象，造成重伤病员得不到及时救治。灾难分诊主要是对所有的伤病员进行伤情评估，并对伤病员进行危重程度的分类，安排救治的顺序，以提高伤病员的生存率，降低伤残率。分诊任务一般由第一个到达现场的急救队来承担。

（3）院内分诊：分诊护士必须对所有进入急诊科的患者进行分诊，根据病情的轻重缓急，安排救治的顺序。必要时给予急救措施，安排适当的诊疗区域，并对候诊区进行管理，对候诊区患者进行不断的评估，使急诊科的资源得到最大限度的利用。

二、分类系统

分类系统是分诊护士依据病情的危重程度将患者分为不同的等级，该等级就决定其接受治疗的先后顺序。不同的等级，表示病情由重到轻，不同等级的患者等待就诊的时间不同，充分体现了急诊对危重患者优先救治的宗旨。分诊系统的分类法，目前国内尚无统一的规定，主要根据各医院急诊科的规模、人力、物力资源与病源量比例关系来确定，而同一等级的患者在不同医院的急诊科候诊时间也长短不一。由于多数患者认为急诊科看病快、所需时间少，因而大量的非急诊患者到急诊科就诊，往往造成急诊科不胜负荷，而且很多患者认为，应按来诊时间的先后确定就诊顺序，虽然对于危急患者的优先抢救，非急诊患者还是可以谅解，但他们对于重急患者的优先就诊往往难以接受。

目前，我国医院急诊科的分类系统一般有几种分类，如二分类法、三分类法、四分类法，一般多使用四分类法，四分类法是按病情将患者由重到轻分为 4 个等级。

（1）Ⅰ级：患者病情危重，须立即救治，否则会危及生命。如心搏骤停、呼吸骤停、窒息、心肌梗死、严重心律失常、高血压危象、休克、急性中毒、呼吸困难、严重创伤、大出血、大面积烧伤、癫痫持续状态等，须立即安置于抢救室进行急救。

（2）Ⅱ级：患者病情较重，有潜在的危及生命的可能。如胸痛、危重急腹症、哮喘、高热（体温>40℃）、持续性呕吐或腹泻、中度创伤等，可安排于各专科诊室优先就诊。

（3）Ⅲ级：患者病情相对稳定，可在 3～6h 内治疗。如轻度腹痛、轻度外伤、脓肿、阴道出血但生命体征稳定且非妊娠者，可安排于候诊室候诊。

（4）Ⅳ级：患者病情轻，无生命危险。如感冒、低热、咽喉痛、慢性病无急性发作者等，在急诊科患者量大时，可安排至门诊就诊。

不同的国家有不同的分类系统。有文献报道，加拿大的急诊预检程序采用五级预检标尺，是在原先的三级、四级预检标尺的基础上发展起来的，经过改进的五级预检标尺克服了三、四级标尺的缺点，通过对不同单位、不同工作年限护士的调查研究，该标尺显示了极强的可靠性和可重复性，更便于操作，准确率高，并且在紧急时刻易于表述。加拿大于 1997 年将该项标尺作为一项政策在全国范围内推广使用。

无论何种分类法，都旨在充分地利用急诊资源，及时对危重患者进行救治，提高患者的生存率，降低致残率，提高患者的满意度。但是，各种分类法一定受到当地的人文文化、经济条件以及急诊科的资源的影响，不管执行何种分类方法，都要做好充分的准备工作，如利用急诊科的宣传栏、电视等，提前对患者及其家属进行宣教，使他们能自觉地配合分诊工作；还要对急诊科医生、护士进行严格培训，确保他们对分类方法运用自如，从而达到预期目标。

第三节　分诊护士

随着医学的发展，分诊工作已逐渐成为急救医学的重要环节。急诊医护人员每日须面对大量病理特征不同和疾病严重程度不同的患者，他们到急诊科后主诉和症状范围较大。虽然有的患者认为是他们的心理或生理情况发生了严重改变，但也有一部分患者认为自己病情不重，只是有少许不适。不管患者当时表述的病情如何，其实更要关注的是疾病潜在的危险性。为了能使真正需要急救医疗服务的急诊患者得到第一时间的救护，急诊科需确定一名护理人员通过观察和问诊来确定患者优先诊治的次序，从而使患者满意。由于分诊技术水平可直接影响患者的救治效果，因此，急诊科分诊护士除具备基本的急救护理专业知识外，更需掌握全科医学知识，同时结合较强的分析和评估病情能力，按照病情的轻重缓急、先后次序，以最快速度把患者分配到正确的诊治区域，以保证其获得及时、适当的诊疗与照顾。

急诊患者不同于门诊患者，急症患者由于突如其来的危重疾患，常产生危机感和濒死感，因而对医护人员抱有祈求心理和依赖心理，他们到急诊室后首先接触到的是分诊护士，第一位接触患者的分诊护士的工作质量和一言一行都对患者的情绪产生巨大影响。至于能否使患者对护士建立信赖感，护士给患者的第一印象十分重要，而良好的第一印象源于护士良好的素质以及对急救业务的处置能力。分诊护士要做到既能够稳定患者的情绪，又能在最短的时间内，使患者准确地到相关科室就诊，这就要求分诊护士做到以下几个方面：要求具有良好的护士职业形象和业务素质，具有高度的同情心，能体贴和理解患者，要言语和蔼、举止大方、神情自信，才能使患者有一种安全感、可信赖感。要求护士有严肃认真的工作态度，熟练掌握接诊分科技巧，还需有敏锐的观察力和较高的病情判断力，能迅速判断出轻、重、缓、急，先处理有生命危险而急需照顾的患者，满足患者生理、生存安全的需要。在繁忙的工作中，忙而不乱，井然有序，知识不断更新，提高病情的判断应急能力，使之接诊快速、分科准确，将失误减少到最低限度，为抢救患者赢取宝贵时间。因此，分诊护士的作用就是评估患者病情的严重程度，并让患者感到医护人员已经开始对他进行治疗，从而使他的紧张情绪平静下来。

在突发事件或大批患者来诊时，应做到忙而不乱、心中有数，充分调动各位医护人员的工作热情，协调好各部门的工作，迅速适应环境的变化，分清轻重缓急，有计划、有步骤地安排就诊及抢救。维持良好的就医环境及正常的就诊秩序也是分诊护士应具备的管理能力之一，向患者及其家属做好宣传工作，如禁止吸烟、不大声喧哗等，取得患者的合作，以保持安静、舒适、整洁的就医环境。分诊台患者多，就医心切，常出现拥挤与争吵，分诊护士应正确疏导，使患者按序就诊。同时密切观察病情变化，及时安排就诊治疗。对疑似传染病例，要提醒各医护人员做好防护，并及时做好消毒隔离工作，防止传染病蔓延。

一、分诊护士良好的素质基本要求

由于急诊患者与急诊科医护人员接触时间短，没有机会了解医护人员的品质及修正或改变对医护人员的最初形象，良好的第一印象在急诊窗口显得格外重要。急诊工作性质充满着风险和不稳定性，因此，分诊护士的职业形象则必须靠良好的心理素质和业务素质来支撑。在与患者接触的过程中，护士应站在主导地位，以良好的素质来营造良好的就医环境，减少医患纠纷，提高患者的满意度，提升医院的整体竞争力。

（1）敬业精神：热爱急诊护理专业，树立以患者为中心的思想，有高度的责任感和使命感，要有待患者如亲人的感情，更要有在特殊环境中工作所需的过硬的心理素质，工作中一丝不苟。

（2）专业知识：急诊患者的病情千变万化，不同的疾病有类似的症状，而相同的疾病又会有不同的症状。分诊护士要有全科的医学知识、敏锐的观察力、敏捷的思维分析能力，熟悉各科的急症特征，在错综复杂的情况下，迅速正确地判断，发现危重患者边抢救处理边通知医生，争分夺秒。

（3）心胸豁达：就诊高峰期急诊患者常因心急而大声呼叫，护士应理解患者的焦虑心情，认同患者当时的应对方式，予以宽容与谅解，做到心平气和、主动倾听、适当回应，适时疏导患者及其家属的不良情绪，营造和谐的就医环境，提高患者的满意度。

（4）仪表端庄：良好的仪表仪容，体现了分诊护士的精神面貌，得体和蔼的言谈举止、处变不惊的态度，使患者产生信任感，认真配合分诊工作，如实反映病情。

（5）热情接待：接诊过程体现人性化服务，关注每位来急诊的患者，遇到年老体弱、行动不便的患者更要主动询问，给予适当帮助，安排患者坐在候诊椅上或躺在平车上；听到急救车警声临近，及时推出平车到门口迎接；遇到外伤或车祸患者，赶紧用纱布覆盖伤口压迫止血，边紧急处理，边通知医生，最大限度地缩短就诊时间，为抢救赢得宝贵时间。

（6）用词恰当：要尊重患者，首先选择恰当的称呼，恰当的称呼往往是护理人员与患者建立良好关系的起点。与患者交谈，要以亲切的目光迎送患者，以热情的手势请患者坐下，以专注的眼神与患者交谈。良好的语言修养是护士与患者交流沟通的重要工具，多用礼貌用语，如"请""请您稍等""谢谢"等的语句，把握语言声调的高低，发音力度柔和得当，这不仅是接诊护士的自身修养，也是对患者的尊重。

二、分诊护士入职条件

一名合格的分诊护士要经过一系列相关性知识与技能的培训。分诊岗位被认为是高风险的岗位，分诊护士常常一人面对着多名等候分诊的患者，而且急诊患者病情复杂，很多可能是未经诊断的疾病，要在3~5min内做出正确的判断，谁该优先就诊，谁要等候，或者在遇到不友善对待时，能冷静地把本职工作做好，是非常不容易的。这就要求分诊护士必须具备丰富的理论知识与临床经验，还要具有良好的沟通技巧与人际关系、敏锐的观察力、较强的应急能力及组织协调能力。分诊护士的入职条件如下。

（1）必须有2年以上急诊科工作经验，并经过分诊培训。

（2）具有较为丰富的理论知识与临床经验。

（3）具有准确、快速的综合分析和判断能力。

（4）必须有高度的责任心和职业道德。

（5）沉着、冷静、机智、灵活，有主见及有礼貌，有较强的心理承受力。

（6）应有敏锐的观察能力和急救意识，对疾病的发展有预见性。

（7）具有较强的应急能力和解决问题的能力。

（8）熟悉医院的各项规章制度及政府的相关政策，以满足患者的要求及解答患者的询问。

（9）具有良好的沟通能力。

第四节　沟通技巧

分诊的过程是收集患者的主、客观资料，对病情做出判断的过程。这就涉及护士与患者及其家属之间的沟通，护患之间良好的沟通使护士能更全面地收集到患者的主、客观资料，对病情做出准确的判断。要达到良好的沟通，就要掌握一定的沟通技巧。沟通包括语言性沟通与非语言性沟通。

一、正确使用语言

作为分诊护士，注重语言的艺术性尤其重要。急诊患者的特点是起病突然、病情重、病种复杂、病情变化快，患者及其家属焦虑、急躁，总想第一时间见到主诊医生，得到明确的诊治，而觉得护士的分诊没有必要，有时说话难免语调高、语气硬。在这样一个高强度、高压力的环境下，护士应该更多地体现出同情心，以平和善良的心态对待每一位患者，可以通过艺术性和技巧性的语言来取得患者与其家属的信任，主动配合，准确地提供患者的主、客观资料。

（1）语言的礼貌性：护患双方人格是平等的，但护士作为服务者，必须表现出对患者的尊重，使患者感到被关怀。"请"字当头，多用谢语，感谢患者及其家属的配合，使分诊工作能顺利完成。

（2）注意语调语速：语调过强、过硬或过高、过低，语速过快、过慢，都会不同程度地影响护患之间的语言沟通。如声调过强、过硬，可能被认为没有同情心；声音过高，会被误认为有厌烦情绪；而说话声音过低、语速过快，患者可能听不清；语速过慢则可能被理解为漫不经心、懒洋洋、不重视患者。这些都不同程度地影响着护患沟通，并可能引起患者的反感。

（3）语言的安慰性：患者来诊，急于知道自己的病情，常常会与分诊护士诉说他们的担忧和顾虑，他们希望从分诊护士的语言中得到疾病的信息。安慰性语言可以增强患者战胜疾病的信心，消除患者的紧张情绪，增加对医护人员的信任。对于老年人及情感脆弱的人，更要多用安慰性语言。对于小孩，要多用鼓励性语言，使患儿主动配合各项操作。

（4）语言的针对性：问诊时要有主题、有目的，而不是闲聊，应避免使用不当的敷衍语。如从患者的主诉中，护士针对患者可能遗漏的问题提出询问，以得到确切的资料。针对患者的性别、年龄、社会家庭、文化背景不同，要求语言内容和表达方式有所不同，要紧紧围绕患者的病情、治疗等提出问题。

（5）语言的科学性与艺术性：解答患者的问题时，要讲究语言的科学性，要认真分析、实事求是，对疾病的解释和病情的判断要有根据，回答问题要合理，语言要严谨，切不可不懂装懂、信口开河地回答患者的问题。否则会使患者感到失望，失去对医护人员的信任，甚至延误治疗。

（6）语言的通俗性：向患者解释时尽量少用医学术语，要通俗易懂、明确肯定。营造一种能让患者倾诉心中不安、焦虑和恐惧的氛围。每说一句话都要有科学依据，恰到好处，使患者记忆深刻。

二、非语言沟通技巧

非语言沟通技巧是指伴随着语言沟通时的一些非语言行为，也称为体态语言。非语言性的沟通有着比说话更为丰富的含义，包括面部表情、身体姿势、仪表步态、语气、语调、手势、眼神甚至外观。

如果人心境平和、心情舒畅，面部表情也是宽容的，因此，作为分诊护士，要时刻提醒自己保持一种好的心情。中国有个成语"察言观色"，意为观察别人的脸色以揣摩其心意。在护士对患者的病情进行观察的同时，患者及其家属也在观察着护士。面部表情是患者对护士的第一感官，直接影响到患者对护士的印象。在与患者语言沟通时，要把握好情绪的变化，注意控制那些容易引起误解或影响护患关系的面部表情，特别是对有特殊病情的患者，绝不能产生厌烦或急躁情绪。但切记，微笑一定要发自内心而且要运用得当，若一个痛得面色苍白、大汗淋漓的患者来诊，这时不论你怎么微笑、怎么有礼貌，都是徒劳的，因为患者在那一刻更需要实际的关心和帮助，如把患者安置在床上，给予患者快速的分诊，使患者得到及时的诊治，这样做的话，患者与其家属会更加满意。

整洁的外表、镇定的眼神、饱满的精神、沉着自信、忙而不乱的处事方法以及尽快安排就诊，这些都能令患者对护士产生信任。特别是在抢救患者时，非语言性的沟通更胜于语言的沟通，面对患者时，应控制自己紧张、厌烦和害怕等表情；动作敏捷、有条不紊地实施急救措施，可增强患者与其家属的信任感。以愉快、积极的情绪感染患者，减轻患者对陌生环境的恐惧心理，让患者感到可信任和安全感。在与患者交谈时，应认真倾听、全神贯注、正视对方，并保持距离适当、姿势自然，不随意打断话题，时而点头，适当地说"嗯""是""对"以示重视。

适当地运用触摸。对患者接触和触摸是一种无声的安慰，可以表达关怀、支持，使情绪不佳的患者平静下来、脆弱的患者变得坚强，特别是对听力和视力不佳的患者，可加强沟通效果。对行动不便的老人应主动搀扶，对于咳嗽痰多的患者应轻拍背部帮其排痰，但应视对象及风俗习惯、文化背景等因素而定，触摸的部位一般为手和脸颊，头部则要因地方习俗而定。

所以，护理人员需要精湛的技术，更需要具有端庄的仪表、镇定的态度、宽广的胸怀和人格上的巨大魅力，这样才能赢得患者及其家属的信赖，达到良好沟通的目的。

第五节 分诊流程

分诊时，分诊护士不需要对患者进行明确的诊断及治疗，只对患者的主诉进行分析，采集患者的既往史、现病史，评估是否危及生命，判断其是否应优先治疗，安排其到合适的专科诊治。

一、分诊流程

见图 2.1。

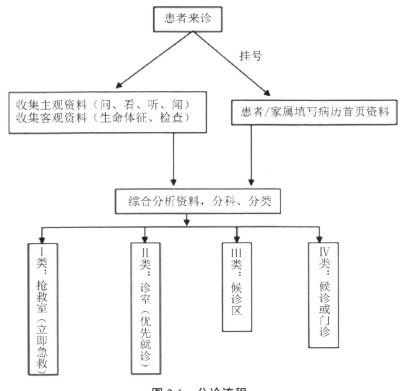

图 2.1 分诊流程

二、收集资料的方法

为了快速地给予患者正确的分诊，分诊护士应掌握一定的收集资料的技巧，充分地利用自己的口、眼、耳、鼻、手，如看表情、姿势、面色、体液颜色，听呼吸、咳嗽声音，闻呼吸气味，测量生命体征等，来对患者进行资料的收集，在短时间内对资料进行分析、判断。分诊护士为进入急诊科的患者进行分诊时，首要关注的是患者的意识状态、呼吸情况、气道是否开放、心血管状况等，主要是评估患者有无生命危险，如果有生命危险，应立即将其安置于抢救室进行急救处理，主、客观资料可同时或随后收集。

（1）问：可用适当的问题来判断患者的反应（要排除患者有语言障碍或听力障碍），如用"你叫什么名字？""你现在哪里？"等问题来提问，如果患者能回答问题，即患者的气道是开放的，回答正确即可判断患者的意识是清醒的。除了认真倾听患者及其家属的主诉外，分诊护士应针对患者或其家属主诉时遗漏的问题，系统地询问既往史、现病史。如对昏迷患者的家属要详细询问现病史、既往史，评估是否为脑血管病、中毒、肝性脑病、低血糖昏迷等。通过对患者及其家属的询问，了解患者发病当时的情况及经过，在脑海里首先确立患者是哪个专科的问题，大概是什么病，再通过其他的途径收集更多的资料，以证实可能的判断。

（2）看：伴随着问诊的过程，分诊护士用眼睛认真细致地观察患者，包括患者的神态、有无呼吸困难、面容、皮肤黏膜有无发绀黄染、有无水肿及其特征、步态是否正常等。当接诊的脑外伤患者出现神志不清时，分诊护士应立即察看患者的双侧瞳孔，如出现双侧瞳孔不等大，可能有脑疝形成，应立即通知医生做脱水处理，以降低颅内压；腹痛的病因有很多，对于育龄期的妇女，尤其应注意妇科的情况。患者主诉腹痛时，应询问月经史，如果有停经史，又出现面色苍白、出冷汗、四肢冰冷、脉搏细速等出血性休克症状，应考虑宫外孕破裂，出血性休克要迅速通知妇科医生，同时给予配血、输液、吸氧、保暖等措施，及时补充血容量和做好术前的准备工作等。

（3）听：在与患者交谈时，分诊护士用耳去听患者的呼吸、咳嗽声音，有无异常的杂音，判断是否有气道痉挛、痰液堵塞或气管内异物等情况存在。

（4）闻：某些疾病可有特殊的气味，分诊护士可通过嗅觉，闻到患者呼出的特殊的气味，结合病情综合分析。如有机磷农药中毒的患者可有刺激性大蒜味；酮症酸中毒的患者可有烂苹果味；尿毒症的患者可有氨味；肝性脑病患者可有肝腥味；而酒精中毒、饮酒过量的患者带有浓烈的酒味。

（5）生命体征：常规的生命体征测量包括体温、脉搏、呼吸、血压和意识状态。生命体征的测量对分诊来说十分重要，通过这些客观的资料，可对病情的危重程度做出较为准确的判断。有条件的医院可配备心电监测仪来测量有关的数据，这样有利于节省人力，加快分诊的速度。

（6）体格检查：除了以上几方面，还需做必要的查体。如腹痛患者，要了解疼痛的部位，有否压痛、反跳痛、腹肌紧张等情况；腰痛的患者如有肾区叩击痛，患者可能是肾绞痛；对于不明原因的昏迷患者，尤其是有糖尿病病史的患者，做微量血糖测定可判断患者有否出现高血糖或低血糖昏迷，或排除昏迷是由糖尿病引起的，而应考虑其他疾病因素。通过相应的体格检查，以明确首诊专科，尽量减少转科或会诊，以免延误救治的时间。

对患者主、客观资料收集的过程中，分诊护士应一边收集资料，一边对有关的资料进行筛选，把与本次疾病无关的资料排除，对有意义的资料进行综合、分析，以确定患者病情的严重程度，对是否需要优先处理做出分类，等级最高的患者立即抢救，而无须等待，以确保危重患者能够得到及时的救治，提高患者的抢救成功率；而对其他等级的患者，以尽量缩短候诊时间为目标，在许可的情况下，可给予简单的化验检查，这样，可使患者在就诊时把一些相关的检查结果交给医生，从而加快诊病过程，可避免大量患者逗留在急诊科而造成拥挤。应该记住，对患者的分诊主要是区分病情的轻重缓急及隶属专科，而不是做好明确的医疗诊断，因此，对患者进行分诊的时间不应超过 5min，这是每个急诊科都不应轻视的原则。实际上，在分诊时，分诊护士只给予患者初步的急救措施，应避免对患者进行护理服务，否则将导致患者排队等待。当等待分诊的患者越来越多时，应及时增加分诊人员，以加快分诊的速度，避免危重患者等待分诊，而分诊护士又不能及时发现。如发现危重患者，分诊护士应放下手上的工作，立即给予相应的处理。由于分诊任务的复杂性，分诊人员必须与医疗护理人员协调一致，现行的就诊程序不应限制专业人员的决定能力，在医生未到达之前应立即为危重患者进行急救处理，为能开展这项工作，护士必须进行相关的专科训练，以便能使学到的知识得到应用。分诊是通过采集病史，决定患者的治疗优先权和等待的时间，以及是否需要重新判定。此时，如果病史采集不当，可能会出现两种主要的失误。①过度评估：过高估计了病情的严重程度，由于这一患者优先进行了治疗而使其他更需要治疗的患者延误了治疗时间，从而间接损害其他患者的利益；②过低评估：这样将延误这一患者的治疗检查，从而对其造成直接损害。由于分诊护士经常要面对处于临界的患者，因此过度评估经常出现。虽然，过度评估并未造成严重后果，但也是无益的。因此，分诊护士对疑难的病例分诊后应及时跟踪结果，不断地积累分诊的经验，提高对病情危重程度的判断力，尽量避免分诊失误的出现，提高分诊的准确性。

三、分诊时的注意事项

（1）在多人等候分诊时，分诊护士应先为危重患者分诊，予以抢救后挂号。医生未到达之前应给予相应的急救措施，如心肺复苏、止血包扎、吸氧、开通静脉通道等。

（2）要定时评估候诊区的患者，及时发现及处理病情恶化的患者。

（3）对每位患者都应做好分诊记录，包括生命体征、分诊时间、所做的检查结果等。

（4）分诊时护士应保持高度的警惕，及时发现随时出现的危重患者。

（5）对于年老体弱者、年幼者要特别关注，因其对疾病的反应能力较差，分诊护士对其病情评估不可掉以轻心，即便不能安排优先就诊，也要加强巡视，及时发现病情变化。

第三章

常见急症的护理

第一节　呼吸困难

　　呼吸困难是指患者主观上感觉"空气不足"或"呼吸费力"，客观上表现为呼吸运动费力，严重时可出现张口呼吸、鼻翼翕动、端坐呼吸甚至发绀、辅助呼吸肌参与呼吸运动，并且可伴有呼吸频率、深度、节律的改变。呼吸困难是急诊科的常见急症之一，常见于呼吸系统和循环系统疾病，如肺栓塞、哮喘、气胸、急性呼吸窘迫综合征、慢性阻塞性肺疾病急性发作、心力衰竭等，其他系统疾病也可累及呼吸功能而引起呼吸困难。

一、病因与发病机制

　　不同原因引起呼吸困难的发病机制各异，但均可导致肺的通气和（或）换气功能障碍，引起呼吸困难。

　　（1）急性肺栓塞（APE）：各种栓子阻塞肺动脉系统引起的以肺循环和呼吸功能障碍为主要表现的一组疾病或临床综合征的总称，包括肺血栓栓塞（PTE）、脂肪栓塞、羊水栓塞和空气栓塞。临床上以 PTE 最为常见，通常有时所指的 APE 即指 PTE。其发病机制为肺血管栓塞后，由于血栓机械性堵塞肺动脉，引发神经、体液因素参与的肺血管痉挛和气道阻力增加，从而引起通气/血流比例失调、肺不张和肺梗死，导致呼吸功能改变。

　　（2）支气管哮喘（简称"哮喘"）：由多种细胞和细胞组成成分参与的气道慢性炎症性疾病。哮喘的发病机制非常复杂，气道炎症、气道反应性增高和神经调节等因素及其相互作用被认为与哮喘的发病密切相关。其中，气道炎症是哮喘发病的本质，而气道高反应是哮喘的重要特征。常因接触变应原、刺激物或呼吸道感染诱发。

　　（3）急性呼吸窘迫综合征（ARDS）：由各种肺内、肺外因素导致的急性弥漫性肺损伤和进而发展的急性呼吸衰竭。发病机制主要为肺毛细血管内皮细胞和肺泡上皮细胞损伤，造成肺毛细血管通透性增高、肺水肿及透明膜形成，引起肺容积减少、肺顺应性降低、严重的通气/血流比例失调，导致呼吸功能障碍。

　　（4）慢性阻塞性肺疾病（COPD）：一组以气流受限为特征的肺部疾病，气流受限呈进行性发展，与气道和肺组织对有害气体或有害颗粒的异常慢性炎症反应有关，与慢性支气管炎和肺气肿密切相关。发病机制主要为各级支气管壁均有炎性细胞浸润，基底部肉芽组织和机化纤维组织增生导致管腔狭窄。

　　（5）气胸：胸膜腔是不含有空气的密闭潜在性腔隙，一旦胸膜腔内有气体聚集，即称为气胸。气胸可分为自发性气胸和创伤性气胸。自发性气胸常指无创伤及医源性损伤而自行发生的气胸。根据脏胸膜破裂口的情况，可将气胸分为闭合性气胸、开放性气胸和张力性气胸。气胸发生后，胸膜腔内压力增高，肺失去膨胀能力，通气功能严重受损，引起严重呼吸困难。

二、病情评估与判断

（一）健康史

1. 询问健康史　询问既往咳、痰、喘等类似发作史与既往疾病，如咳、痰、喘症状与季节有关，可能为肺源性呼吸困难。既往有心脏病史，呼吸困难发作与活动有关，可能是心源性呼吸困难。

2. 起病缓急和时间　①突然发作的呼吸困难多见于自发性气胸、肺水肿、支气管哮喘、急性心肌梗死和肺栓塞等；②夜间阵发性呼吸困难以急性左心衰竭所致的心源性肺水肿最为常见，COPD 患者夜间可因痰液聚积而引起咳喘，被迫端坐体位；③ARDS 患者多在原发病起病后 7d 内、约半数者在 24h 内出现呼吸加快，随后呼吸困难呈进行性加重或窘迫。

3. 诱发因素　①有过敏原（如鱼、虾、花粉、乳胶、真菌、动物皮屑等）、运动、冷刺激（吸入冷空气和食用冰激凌）、吸烟、上呼吸道感染等诱因而出现的呼吸困难常提示哮喘或 COPD 急性发作；②有深静脉血栓的高危因素，如骨折、创伤、长期卧床、外科手术、恶性肿瘤等，排除其他原因的呼吸困难可考虑肺栓塞；③在严重感染、创伤、休克和误吸等直接或间接肺损伤后 12～48h 内出现呼吸困难可考虑 ARDS；④有过度用力或屏气用力史而突然出现的呼吸困难，可考虑自发性气胸。

（二）临床表现

1. 呼吸类型的改变

（1）呼吸频率：呼吸频率增快常见于呼吸系统疾病、心血管疾病、贫血、发热等；呼吸频率减慢多见于急性镇静催眠药中毒、CO 中毒等。

（2）呼吸深度：呼吸加深见于糖尿病及尿毒症酸中毒，呼吸中枢受刺激，出现深而慢的呼吸，称为酸中毒深大呼吸或库斯莫尔（Kussmaul）呼吸。呼吸变浅见于肺气肿、呼吸肌麻痹及镇静剂过量等。呼吸浅快，常见于癔症发作。

（3）呼吸节律：常见的呼吸节律异常可表现为 Cheyne-Stokes 呼吸（潮式呼吸）或 Biot 呼吸（间停呼吸），是呼吸中枢兴奋性降低的表现，反映病情严重。Cheyne-Stokes 呼吸见于中枢神经系统疾病和脑部血液循环障碍，如脑动脉硬化、心力衰竭、颅内压增高和糖尿病昏迷和尿毒症等。Biot 呼吸偶见于脑膜炎、中暑、颅脑外伤等。

2. 主要症状与伴随症状　引起呼吸困难的原发病不同，其主要症状与伴随症状也各异。当患者有不能解释的呼吸困难、胸痛、咳嗽，同时存在深静脉血栓的高危因素，应高度怀疑急性肺栓塞的可能。既往曾诊断哮喘或有类似症状反复发作，突然出现喘息、胸闷、伴有哮鸣的呼气性呼吸困难可考虑支气管哮喘急性发作。急性起病，呼吸困难和（或）呼吸窘迫，顽固性低氧血症，常规给氧方法不能缓解，出现非心源性肺水肿可考虑为 ARDS。呼吸困难伴有突发一侧胸痛（每次呼吸时都会伴随疼痛），呈针刺样或刀割样疼痛，有时向患侧肩部放射常提示气胸。

3. 体征　可通过观察患者的胸廓外形及呼吸肌活动情况、有无"三凹征"和颈静脉充盈，叩诊胸廓和听诊呼吸音等评估呼吸困难患者的体征。肺栓塞患者可有颈静脉充盈，肺部可闻及局部湿性啰音及哮鸣音，肺动脉瓣区第二心音亢进或分裂，严重时血压下降甚至休克。支气管哮喘急性发作时胸部呈过度充气状态，吸气性三凹征，双肺可闻及广泛的呼气相哮鸣音，但非常严重的哮喘发作可无哮鸣音（静寂胸）。呼吸浅快、桶状胸、叩诊呈过清音，辅助呼吸肌参与呼吸运动甚至出现胸腹矛盾运动常见于 COPD。患侧胸廓饱满、叩诊呈鼓音、听诊呼吸音减弱或消失应考虑气胸。

（三）辅助检查

1. 血氧饱和度监测　了解患者的缺氧情况。

2. 动脉血气分析　呼吸困难最常用的检查，了解氧分压、二氧化碳分压的高低以及 pH 值等，从而判断是否存在呼吸衰竭、呼吸衰竭的类型，以及是否有酸中毒、酸中毒的类型等情况。

3. 胸部 X 线或 CT 检查　了解肺部病变的程度和范围，明确是否存在感染、占位性病变、气胸等情况。

4. 心电图　初步了解心脏的情况，除心肌梗死和心律失常外，对诊断肺栓塞有参考意义。

5. 血常规　了解是否存在感染、贫血以及严重程度。

6. 特殊检查　如病情允许可做下列检查：①肺动脉造影，确诊或排除肺血栓栓塞症；②肺功能检查，可进一步明确呼吸困难的类型。

（四）病情严重程度的评估与判断

可以通过评估患者的心率、血压、血氧饱和度、意识，以及患者的呼吸类型、异常呼吸音、体位、讲话方式、皮肤颜色等，初步判断患者呼吸困难的严重程度。

（1）讲话方式：患者一口气不间断地说出话语的长度是反映呼吸困难严重程度的一个指标。能说完整的语句表示轻度或无呼吸困难，能说短语为中度呼吸困难，仅能说单词常为重度呼吸困难。

（2）体位：体位也可以提示呼吸困难的程度。可平卧为没有或轻度呼吸困难，可平卧但愿取端坐位常为中度呼吸困难，无法平卧可能为严重呼吸困难。

（3）气胸威胁生命的征象：气胸的患者如出现下列中的任何一项，即为威胁生命的征象：张力性气胸、急剧的呼吸困难、低血压、心动过速、气管移位。

（4）急性肺血栓栓塞症病情危险程度。①低危 PTE（非大面积）：血流动力学稳定，无右心室功能不全和心肌损伤，临床病死率＜1%；②中危 PTE（次大面积）：血流动力学稳定，但出现右心室功能不全及（或）心肌损伤，临床病死率为 3%～5%；③高危 PTE（大面积）：以休克和低血压为主要表现，即体循环动脉收缩压＜90mmHg（1mmHg≈0.133kPa），或较基础值下降幅度≥40mmHg，持续 15min 以上，临床病死率＞15%。

（5）哮喘急性发作时病情严重程度的分级见表 3.1。

表 3.1　哮喘急性发作时病情严重程度的分级

临床特点	轻度	中度	重度	危重
气短	步行、上楼时	稍事活动	休息时	
体位	可平卧	喜坐位	端坐呼吸	
讲话方式	连续成句	常有中断	单字	不能讲话
精神状态	可有焦虑/尚安静	时有焦虑或烦躁	常有焦虑、烦躁	嗜睡、意识模糊
出汗	无	有	大汗淋漓	
呼吸频率	轻度增加	增加	常＞30 次/分	
辅助呼吸肌活动及 三四征	常无	可有	常有	胸腹矛盾运动
哮鸣音	散在，呼吸末期	响亮、弥漫	响亮、弥漫	减低乃至无
脉率	＜100 次/分	100~120 次/分	＞120 次/分	脉率变慢或不规则

（待续）

表 3.1（续）

临床特点	轻度	中度	重度	危重
奇脉（深吸气时收缩压下降）	无，<10mmHg	可有，10~25mmHg	常有，>25mmHg	无
使用 β_2-受体激动剂后 PEF 占预计值或个人最佳值	>80%	60%~80%	<60%或绝对值<100L/min 或作用持续时间<2h	
PaO_2（吸空气）	正常	≥60mmHg	<60mmHg	60mmHg
PaO_2（吸空气）	<45mmHg	≤45mmHg	>45mmHg	>45mmHg
SaO_2	>95%	91%~95%	≤90%	≤90%
pH 值			可降低	降低

（6）ARDS 的诊断标准。根据 ARDS 柏林定义，满足以下 4 项条件方可诊断为 ARDS：①在明确诱因的情况下一周内出现的急性或进展性呼吸困难。②胸部 X 线/CT 显示双肺浸润影，不能完全用胸腔积液、肺叶不张和肺不张、结节解释。③呼吸衰竭不能完全用心力衰竭或液体超负荷来解释；如无危险因素，需用超声心动图等客观检查来评价心源性肺水肿。④低氧血症：根据 PaO_2/FiO_2 确立 ARDS 诊断，并将其分为轻度、中度和重度。轻度：$200<PaO_2/FiO_2≤300$，且 PEEP 或 CPAP≥0.49kPa；中度：$100<PaO_2/FiO_2≤200$，且 PEEP 或 CPAP≥0.49kPa；重度：$PaO_2/FiO_2≤100$，且 PEEP≥0.49kPa。需要注意的是，如果所在地海拔>1000m，PaO_2/FiO_2 值需用公式校正，校正后 $PaO_2/FiO_2=PaO_2/FiO_2×$（当地大气压值/760）。

（7）心源性肺水肿与 ARDS 的鉴别要点见表 3.2。

表 3.2 心源性肺水肿与 ARDS 的鉴别要点

	急性心源性肺水肿	ARDS
健康史	年龄一般>60 岁 心血管疾病史	年龄一般<60 岁 感染、创伤等病史
体征	颈静脉充盈、怒张 左心增大、心尖抬举 可闻及第三、四心音 下肢水肿 双下肺湿啰音多，实变体征不明显不能平卧	颈静脉塌陷 脉搏洪大 心率增快 无水肿 湿啰音，不固定，后期实变体征较明显能平卧
心电图	动态 ST-T 变化，心律失常，左心室肥大	窦性心动过速，非特异性 ST-T 改变
胸部 X 线片	心脏增大 向心性分布阴影、肺门增大 支气管周围血管充血间隔线，胸腔积液	心脏大小正常 外周分布浸润阴影 支气管充气征常见
治疗反应	对强心、利尿和扩血管等治疗反应明显	对强心、利尿和扩血管等治疗反应差
肺毛细血管楔压	>18mmHg	≤18mmHg

三、救治与护理

（一）救治原则

呼吸困难的救治原则是保持呼吸道通畅，纠正缺氧和（或）二氧化碳潴留，纠正酸碱平衡失调，为基础疾病及诱发因素的治疗争取时间，最终改善呼吸困难取决于病因治疗。

（二）护理措施

1. 即刻护理措施 任何原因引起的呼吸困难均应以抢救生命为首要原则。①保持呼吸道通畅。②氧疗，鼻导管、面罩或鼻罩给氧；COPD 伴有 CO_2 潴留和肺栓塞合并通气功能障碍时应先低流量给氧；哮喘急性发作时，可先经鼻导管给氧，如果缺氧严重，应经面罩或鼻罩给氧；ARDS 患者一般高浓度给氧，尽快提高氧分压。③建立静脉通路，保证及时给药。④心电监护：监测心率、心律、血压、呼吸和血氧饱和度。⑤准确留取血标本：采血查动脉血气、D-二聚体、血常规等。⑥取舒适体位：嘱患者安静，取半坐卧位或端坐卧位，昏迷或休克患者取平卧位，头偏向一侧。⑦备好急救物品：如患者呼吸困难严重，随时做好气管插管或气管切开、机械通气的准备与配合工作，备好吸引器等抢救物品和抢救药品。⑧做好隔离措施：对可疑呼吸道传染性疾病的患者，应注意做好隔离与防护，防止交叉感染。

2. 用药护理 遵医嘱及时准确给予各种药物。

（1）控制感染：呼吸困难伴有呼吸道和肺部感染时，遵医嘱应用抗生素，注意观察有无药物过敏反应。

（2）解痉、平喘。①β_2-受体激动剂（如沙丁胺醇、特布他林和非诺特罗）：β_2-受体激动剂可舒张支气管平滑肌，是控制哮喘急性发作的首选药物。哮喘急性发作时因气道阻塞影响口服吸入法治疗的效果，可经皮下或静脉途径紧急给药；应用时注意观察患者有无头痛、头晕、心悸、手指颤抖等不良反应。②茶碱类：具有舒张支气管平滑肌作用，及强心、利尿、扩张冠状动脉、兴奋呼吸中枢和呼吸肌作用。静脉滴注时浓度不宜过高，注射速度不宜超过 0.25mg/（kg·min），以免引起心动过速、心律失常、血压下降，甚至突然死亡等中毒反应。③糖皮质激素：糖皮质激素是控制哮喘发作最有效的药物，可分为吸入、口服和静脉用药，重度或严重哮喘发作时应及早遵医嘱应用激素。④肾上腺素：支气管哮喘发作紧急状态下时，可遵医嘱给予 0.1%肾上腺素 0.3～0.5mL 皮下注射，以迅速解除支气管痉挛。

（3）维持呼吸：呼吸兴奋剂可应用于 CO_2 潴留并有呼吸中枢抑制的患者，如不能改善缺氧状态，应做好人工机械通气的准备。应用呼吸兴奋剂时，应保持呼吸道通畅，适当提高吸氧浓度，静脉滴注时速度不宜过快，注意观察呼吸频率、节律、神志变化，监测动脉血气。

（4）维持血压：肺栓塞、气胸的患者，往往会有血流动力学的改变，出现心率加快、血压下降甚至休克时，应遵医嘱及时给予多巴胺或多巴酚丁胺等血管活性药物治疗心力衰竭、休克，维持体循环和肺循环稳定。

（5）止痛：剧烈胸痛影响呼吸功能时，遵医嘱应用止痛药物。

（6）纠正酸中毒：严重缺氧可引起代谢性酸中毒，遵医嘱静脉滴注 5%碳酸氢钠。

3. 病情观察

（1）监测生命体征和呼吸功能：注意监测心率、心律、血压的变化，有无血流动力学障碍。观察呼吸频率、深度和节律改变，注意监测血氧饱和度和动脉血气情况。

（2）观察氧疗效果：氧疗过程中，应注意观察氧疗效果。如吸氧后呼吸困难缓解、发绀减轻、心率减慢，表示氧疗有效；如意识障碍加深或呼吸过度表浅、缓慢，可能为 CO_2 潴留加重。应定期按医嘱复查动脉血气，根据动脉血气分析结果和患者的临床表现，及时遵医嘱调整氧流量或呼吸机参数设置，保证氧疗效果。

4. 肺栓塞的护理　如果呼吸困难是由于肺栓塞引起，除上述护理外，还应给予如下护理。

（1）镇静：绝对卧床休息，保持安静，防止活动致使其他静脉血栓脱落。

（2）胸痛护理：观察胸痛的部位、诱发因素、疼痛严重程度，必要时遵医嘱给予止痛药物。

（3）溶栓治疗的护理：①保证静脉通路畅通。②用药护理：溶栓和抗凝治疗的主要药物不良反应为出血。应密切观察患者有无出血倾向，如牙龈、皮肤黏膜、穿刺部位等。观察患者有无头痛、呕吐、神志改变等脑出血症状。动、静脉穿刺时，要尽量选用小号针头，穿刺后要充分压迫止血，放松压迫后要观察是否继续出现皮下渗血。③溶栓后护理：按医嘱抽血查凝血时间、动脉血气、描记心电图，以判断溶栓效果及病情变化。

（4）其他处理：做好外科手术和介入治疗的准备。

5. 支气管哮喘急性发作的护理　如果呼吸困难是由于哮喘急性发作所引起，应尽快配合采取措施缓解气道阻塞，纠正低氧血症，恢复肺功能，预防哮喘进一步恶化或再次发作，防治并发症。遵医嘱给予 β_2-受体激动剂、氨茶碱、抗胆碱药、糖皮质激素等，解除支气管痉挛。维持水、电解质与酸碱平衡，注意补充液体，纠正因哮喘持续发作时张口呼吸、出汗、进食少等原因引起的脱水，避免痰液黏稠导致气道堵塞。部分患者可因反复应用 β_2-受体激动剂和大量出汗而出现低钾、低钠等电解质紊乱，应及时按医嘱予以纠正。并发呼吸衰竭者，遵医嘱给予鼻（面）罩等无创伤性辅助通气。若无效，做好有创机械通气治疗的准备与配合，对黏液痰栓阻塞气道的患者必要时可行支气管肺泡灌洗术。

6. ARDS 的护理

（1）氧疗护理：确定给氧浓度的原则是在保证 PaO_2 迅速提高到 60mmHg 或 SpO_2 达 90% 以上的前提下，尽量降低给氧浓度。ARDS 患者轻者可用面罩给氧，多数患者需使用机械通气。

保护性机械通气是治疗 ARDS 的主要方法，其中最重要的是应用 PEEP 和小潮气量治疗。采用小潮气量，旨在控制吸气平台压，防止肺泡过度扩张。应用 PEEP 时应注意：①对血容量不足的患者，应补充足够的血容量以代偿回心血量的不足，但又不能过量，以免加重肺水肿；②PEEP 一般从低水平开始应用，逐渐增加至合适水平，使 PaO_2 维持在 >60mmHg 而 FiO_2<0.6；③使用 PEEP 时，应注意观察避免气压伤的发生；④有条件者采用密闭式吸痰方法，尽量避免中断 PEEP。

（2）控制液体量：注意控制 ARDS 患者液体摄入量，出入量宜维持负平衡（-500mL 左右）。

（3）积极配合治疗原发病：如按医嘱控制感染、固定骨折、纠正休克等。

（4）营养支持：由于 ARDS 时机体常处于高代谢状态，应按医嘱补充足够的营养，应提倡全胃肠营养。

（5）防治并发症：注意观察感染等并发症，如发热、咳嗽、咳黄绿色痰液等，应根据医嘱留取各种痰液标本。

7. 慢性阻塞性肺疾病急性发作的护理　在控制性氧疗、抗感染、祛痰、止咳、松弛支气管平滑肌等治疗措施的基础之上，协助患者咳嗽、咳痰，必要时给予吸痰，保持呼吸道通畅。

8. 气胸的护理　积极配合给予排除胸腔气体、闭合漏口、促进患肺复张、减轻呼吸困难、改善缺氧症状等急救措施。

（1）胸腔穿刺抽气：张力性气胸患者如病情危重，应做好配合紧急穿刺排气的准备。在患侧锁骨中线第 2 或第 3 肋间用 16～18 号粗针头刺入排气，每次抽气不宜超过 1000mL。

（2）胸腔闭式引流：目的是排出气体，促使肺膨胀。患者在胸腔闭式引流时，护理上应注意：①连接好胸腔闭式引流装置。②搬动患者时，应夹闭引流管，并妥善固定。③更换引流装置时须夹闭引流管，注意无菌操作。④引流过程中注意观察引流是否通畅，穿刺口有无渗血；渗血多时，及时报告医生，随时给予更换敷料等处理。⑤鼓励患者咳嗽、深呼吸，促进胸腔内气体的排出。

（3）手术准备：若胸腔引流管内持续不断逸出大量气体，呼吸困难未改善，提示可能有肺和支气管的严重损伤，应做好手术探查修补裂口的准备。

（4）并发症的护理。①复张后肺水肿处理，复张后肺水肿多发生于抽气过多或过快时，表现为胸闷、咳嗽、呼吸困难无缓解，严重者可有大量白色泡沫痰或泡沫血痰。处理包括停止抽气，患者取半卧位、吸氧、应用利尿药等。②皮下气肿和纵隔气肿：皮下气肿一般不需要特殊处理往往能自行吸收，但须注意预防感染。吸入高浓度氧可促进皮下气肿的吸收消散。纵隔气肿张力过高，必要时需做锁骨上窝切开或穿刺排气处理。

9. 心理护理　呼吸困难患者因为突然发病，几乎都存在恐惧心理，应关注患者的神情变化，给予恰当的病情告知、安慰与心理支持，使其尽可能消除恐惧，保持情绪平稳，有良好的遵医行为。

10. 转运护理　急诊处理后需手术或住院的患者，应做好转运的准备工作。根据病情，准备氧气、监护仪、简易呼吸器、除颤仪等必要的转运抢救设施，安排相应的工作人员护送至手术室或病房，保证转运途中安全。

第二节　窒息

窒息是指气流进入肺脏受阻或吸入气体缺氧导致的衰竭或呼吸停止状态。一旦发生窒息，可迅速危及生命，应立即采取相应措施，查明原因，积极进行抢救。本部分主要讨论气道阻塞引起的窒息。

一、病因与发病机制

引起窒息的原因各异，但其发病机制都是由于机体的通气受限或吸入气体缺氧导致肺的通气与换气功能障碍，引起全身组织与器官缺氧、二氧化碳潴留进而导致组织细胞代谢障碍、酸碱失衡、功能紊乱甚至衰竭而死亡。根据病因可分为：①气道阻塞性窒息，即分泌物或异物部分或完全堵塞气道致通气障碍所引起的窒息；②中毒性窒息，如 CO 中毒，大量的 CO 经呼吸道进入血液，与血红蛋白结合形成碳氧血红蛋白，阻碍氧与血红蛋白的结合及解离，引起组织缺氧造成的窒息；③病理性窒息，包括肺炎与淹溺等所致的呼吸面积的丧失，以及脑循环障碍引起的中枢性呼吸停止，主要表现为 CO_2 和其他酸性代谢产物蓄积引起的刺激症状与缺氧导致的中枢神经麻痹症状交织在一起。

二、病情评估与判断

1. 气道阻塞的原因判断　通过健康史、血气分析、胸部 X 线片、纤维支气管镜检查，可分别判断不同原因引起的窒息。

2. 临床表现　气道阻塞的患者常呈吸气性呼吸困难，出现"四凹征"（胸骨上窝、锁骨上窝、肋间隙及剑突下软组织）。根据气道是否被完全阻塞可分为两种类型。

（1）气道不完全阻塞：患者张口瞪目，有咳嗽、喘气或咳嗽微弱无力，呼吸困难，烦躁不安。皮肤、甲床和口腔黏膜及面色青紫。

（2）气道完全阻塞：患者面色灰暗青紫，不能说话及呼吸，很快意识丧失，呼吸停止。如不紧急解除窒息，将迅速导致死亡。

3. 气道阻塞引起窒息的严重程度分级

（1）Ⅰ度：安静时无呼吸困难，当活动时出现轻度的呼吸困难，可有轻度的吸气性喉喘鸣及胸廓周围软组织凹陷。

（2）Ⅱ度：安静时有轻度呼吸困难，吸气性喉喘鸣及胸廓周围软组织凹陷，活动时加重，但不影响睡眠和进食，无烦躁不安等缺氧症状，脉搏尚正常。

（3）Ⅲ度：呼吸困难明显，喉喘鸣声较响亮，吸气性胸廓周围软组织凹陷显著，并出现缺氧症状，如烦躁不安、不易入睡、不愿进食、脉搏加快等。

（4）Ⅳ度：呼吸极度困难。患者坐立不安、手足乱动、出冷汗、面色苍白或发绀、心律失常、脉搏细速、昏迷、大小便失禁等。若不及时抢救，则可因窒息导致呼吸心搏停止而死亡。

三、救治与护理

（一）救治原则

当窒息发生时，保持呼吸道通畅是关键，其次是采取病因治疗。对于气道不完全阻塞的患者，应查明原因，采取病因治疗和对症治疗，尽早解除气道阻塞。对于气道完全阻塞的患者，应立即解除窒息，或做好气管插管、气管切开或紧急情况下环甲膜穿刺的准备。

（二）护理措施

1. 即刻护理措施　①迅速解除窒息因素，保持呼吸道通畅；②给予高流量吸氧，使血氧饱和度恢复94%以上，必要时建立或重新建立人工气道，给予人工呼吸支持或机械通气；③建立静脉通路，遵医嘱给予药物治疗；④监测生命体征：给予心电、血压、呼吸、血氧饱和度监护，遵医嘱采动脉血做血气分析；⑤备好急救物品：如吸引器、呼吸机、气管插管、喉镜等开放气道用物。

2. 根据窒息的严重程度，配合给予相应的救治与护理

（1）Ⅰ度：查明病因并进行针对性治疗，如由炎症引起，按医嘱应用抗生素及糖皮质激素控制炎症。若由分泌物或异物所致，尽快清除分泌物或取出异物。

（2）Ⅱ度：针对病因治疗，多可解除喉阻塞。

（3）Ⅲ度：严密观察呼吸变化，按医嘱同时进行对症治疗及病因治疗。经保守治疗未见好转、窒息时间较长、全身情况较差者，应及早做好配合气管插管或气管切开的准备。

（4）Ⅳ度：需立即行气管插管、气管切开或环甲膜穿刺术，应及时做好吸痰、吸氧及其相关准备与配合工作。

应注意的是：气管阻塞或气道异物引起的窒息，如条件允许，即使是Ⅲ度、Ⅳ度呼吸困难，也可把握好时机，有效清理呼吸道或将异物取出后即可缓解呼吸困难，而不必首先行气管插管或气管切开术。

3. 气道异物的护理　气道异物有危及生命的可能，应尽早配合取出异物，以保持呼吸道通畅，防止窒息及其他并发症的发生。可使用 Heimlich 手法排除异物，或经内镜（直接喉镜、支气管镜、纤维支气管镜）取出异物。如确实难以取出的异物，应做好开胸手术、气管切开的准备。对有明显气道阻塞的患者，紧急情况下可用粗针或剪刀行环甲膜穿刺或切开术，以开放气道。

4. 喉阻塞的护理　喉阻塞患者的护理重点是保持呼吸道通畅。对舌后坠及喉阻塞者，可使用口咽通气管开放气道。如为气管狭窄、下呼吸道梗阻所致的窒息，应立即做好施行气管插管或气管切开术的准备，必要时准备配合给予机械辅助通气。

5. 大咯血窒息时的紧急处理　如为肺部疾病所致的大咯血，有窒息前兆症状时，应立即将患者取头低足高45°角的俯卧位，头偏向一侧，轻拍背部以利引流；及时吸出口腔内的血块，畅通

呼吸道；在解除气道阻塞后按医嘱给予吸氧等措施，改善缺氧。

6. 严密观察病情变化　随时注意患者呼吸、咳嗽及全身情况，如患者窒息后呼吸急促、口唇发绀、烦躁不安等症状仍不能改善或逐渐加重，应准备继续进行抢救。

7. 术前护理　必要时，做好经纤维支气管镜或喉镜取异物的术前准备工作。

8. 心理护理　嘱患者安静休息，避免剧烈活动，对精神紧张的患者，做好患者的解释和安慰工作。

第三节　急性胸痛

胸痛是指胸前区的不适感，包括胸部闷痛、刺痛、烧灼、紧缩或压榨感等，有时可放射至面颊、下颌部、咽颈部、肩部、后背部、上肢或上腹部，表现为酸胀、麻木或沉重感等，常伴有精神紧张、焦虑、恐惧感，是急诊科常见的症状之一。胸痛的病因复杂各异，且危险性存在较大的差别。急性胸痛是一些致命性疾病的主要临床表现，如急性冠脉综合征、主动脉夹层、急性肺栓塞等。目前，"胸痛中心"是一种新型的医疗模式，通过院内多学科及院内外急救医疗服务体系信息共享和流程优化，使急性胸痛患者得到快速诊断和及时治疗，降低病死率，改善临床预后。

一、病因与发病机制

胸痛的病因涵盖各个系统，有多种分类方法，其中，从急诊处理和临床实用角度，可将胸痛分为致命性胸痛和非致命性胸痛两大类。致命性胸痛又可分为心源性胸痛和非心源性胸痛，其中急性冠脉综合征、主动脉夹层和急性肺栓塞属于致命性胸痛。

急性冠脉综合征（acute coronary syndromes，ACS）是以冠状动脉粥样硬化斑块破溃，继发完全或不完全闭塞性血栓形成病理基础的一组临床综合征，包括不稳定型心绞痛（UA）、非 ST 段抬高型心肌梗死（NSTEMI）和 ST 段抬高型心肌梗死（STEMI）；前两者又称非 ST 段抬高型急性冠脉综合征（NSTE-ACS）。其中，斑块破溃若形成微栓子或不完全血栓，可诱发 UA 或 NSTEMI；若形成完全性血栓，可诱发 STEMI。这些综合征均可导致心搏骤停和死亡，因此，早期识别和快速反应至关重要。

主动脉夹层（AD）是指主动脉内的血液经内膜撕裂口流入囊样变性的主动脉中层，形成夹层血肿，并随血流压力的驱动，沿主动脉壁纵轴延伸剥离导致的严重心血管急症。由于机械压迫、刺激和损伤导致突发撕裂样的胸部疼痛。约有半数主动脉夹层由高血压引起，其他病因包括遗传性血管病变如马方综合征、血管炎性疾病如 Takayasu 动脉炎、医源性因素如导管介入诊疗术、主动脉粥样硬化斑块内膜破溃以及健康女性妊娠晚期等。

急性肺栓塞引起的胸痛与低氧血症、冠状动脉灌注减少、肺动脉高压时的机械扩张和波及壁胸膜有关。

由于心、肺、大血管以及食管的传入神经进入同一个胸背神经节，通过这些内脏神经纤维，不同的脏器疼痛会产生类似的胸痛表现。此外，内脏病变除产生局部疼痛外，尚可产生牵涉痛，其发生机制是由于内脏器官的痛觉纤维与由来自皮肤的感觉纤维在脊髓后角终止于同一神经元，通过脊髓丘脑束传入大脑，大脑皮质把来自内脏的痛觉误感觉为相应体表的痛觉。

二、病情评估与判断

1. 评估与判断流程　急诊接诊急性胸痛患者时，首要任务是迅速评估患者的生命体征，简要收集临床病史，判断是否有危及生命的表现，如生命体征异常、面色苍白、出汗、发绀、呼吸困难等，以决定是否需要立即对患者实施抢救；然后详细询问病史中疼痛及放射的部位、性质、持续时间、影响因素、伴发症状等，配合体格检查和辅助检查，进行综合分析与判断。需要强调的是，急诊护士面对每一例胸痛患者，均须优先排查致命性胸痛。

2. 临床表现

（1）起病：ACS 多在 10min 内胸痛发展到高峰，而主动脉夹层是突然起病，发病时疼痛最严重。

（2）部位及放射：心绞痛或心肌梗死的疼痛常位于胸骨后或心前区，向左肩和左臂内侧放射，也可向左颈或面颊部放射而被误诊为牙痛。主动脉夹层随夹层血肿的扩展，疼痛可随近心端向远心端蔓延，升主动脉夹层疼痛可向前胸、颈、喉放射，降主动脉夹层疼痛可向肩胛间、背、腹、腰或下肢放射。急性肺栓塞、气胸常呈剧烈的患侧胸痛。

（3）性质：疼痛的性质多种多样，程度可呈剧烈、轻微或隐痛。典型的心绞痛和心肌梗死呈压榨样痛并伴有压迫窒息感，而非典型疼痛表现为"胀痛"或"消化不良"等非特异性不适。主动脉夹层为骤然发生的前后移行性撕裂样剧痛。急性肺栓塞有胸膜炎性胸痛或心绞痛样疼痛。

（4）持续时间及影响因素：心绞痛一般持续 2～10min，休息或含服硝酸甘油后 3～5min 内缓解，诱因包括劳累、运动、饱餐、寒冷、情绪激动等。不稳定型心绞痛还可在患者活动耐量下降或静息状态下发作，胸痛持续时间延长，程度加重，发作频率增加。心肌梗死的胸痛持续时间常大于 30min，硝酸甘油无法有效缓解。呼吸时加重的胸痛多见于肺、心包或肌肉骨骼疾患。与进食关系密切的胸痛多见于食管疾病。

（5）伴发症状：胸痛伴有血流动力学异常，如大汗、颈静脉怒张、血压下降或休克时，多见于致命性胸痛。胸痛伴有严重呼吸困难、发绀、烦躁不安提示呼吸系统疾病的可能性较大。恶心、呕吐可为心源性或消化系统疾病所致胸痛的伴发症状。

3. 体格检查　ACS 患者可无特异性临床体征，部分表现为面色苍白、皮肤湿冷、发绀、颈静脉怒张、低血压、心脏杂音、肺部啰音等。主动脉夹层累及主动脉根部，可闻及主动脉瓣杂音；夹层破入心包引起心脏压塞可出现贝氏三联征，即颈静脉怒张、脉压减小、心音低钝遥远；夹层压迫锁骨下动脉可造成脉搏短绌、双侧收缩压和（或）脉搏不对称。急性肺栓塞患者的最常见体征是呼吸频率增快，可伴有口唇发绀；血压下降、休克提示大面积肺栓塞；单侧或双侧不对称性下肢肿胀、腓肠肌压痛提示患者合并深静脉血栓形成。

4. 辅助检查

（1）心电图：心电图是早期快速识别 ACS 的重要工具，标准 12 或 18 导联心电图有助于识别心肌缺血部位、范围和程度。①STEMI 患者典型心电图：至少两个相邻导联 J 点后新出现 ST 段弓背向上抬高，伴或不伴病理性 Q 波、R 波减低；新发的完全左束支传导阻滞；超急性期 T 波改变。②NSTE-ACS 患者典型心电图：同基线心电图比较，至少 2 个相邻导联 ST 段压低 $\geq 0.1mV$ 或者 T 波改变，并呈动态变化。少数 UA 患者可无心电图异常表现。上述心电图变化可随心绞痛缓解而完全或部分消失，如果其变化持续 12h 以上，提示 NSTEMI。③急性肺栓塞患者的典型心电图：$S_I Q_{III} T_{III}$ 征，即 I 导联 S 波加深，III 导联出现 Q 波及 T 波倒置。

（2）实验室检查：心肌肌钙蛋白 I/T（cTnI/T）是诊断心肌梗死的特异性、敏感性高的生物性标志物，高敏肌钙蛋白（hs-cTn）是检测 cTnI/T 的高敏感方法。如不能检测 cTn，肌酸激酶同工酶（CK-MB）检测可作为替代。

多数急性肺栓塞患者血气分析 $PaO_2 < 80mmHg$ 伴 $PaCO_2$ 下降。血浆 D-二聚体升高，因其敏感性高而特异性低，若其含量低于 $500\mu g/L$，有重要的排除价值。

（3）超声心动图：可定位主动脉夹层内膜裂口，显示真、假腔的状态及并发心包积液和主动脉瓣关闭不全的改变等。

（4）CT血管成像：主动脉夹层和急性肺栓塞的临床首选影像学检查。

（5）肺动脉造影术：在CT检查难以确诊或排除急性肺栓塞诊断时，或者患者需要血流动力学监测时应用。

5. ACS的危险分层　对于ACS患者的预后判断和治疗策略选择具有重要价值。

STEMI高危特征包括广泛ST段抬高、新发左束支传导阻滞、既往心肌梗死病史、Killip分级＞Ⅱ级、下壁心肌梗死伴左室射血分数≤35%或收缩压＜100mmHg或心率＞100次/分或前壁导联ST段下移≥0.2mV或右室导联V4R ST段抬高≥0.1mV、前壁心肌梗死且至少2个导联ST段抬高≥0.2mV。

三、救治与护理

（一）救治原则

急性胸痛的处理原则是，首先迅速识别致命性胸痛，给予积极救治，然后针对病因进行治疗。

1. ACS的救治原则

（1）院前急救：①首先识别并确认缺血性胸痛，获取12导联心电图，如果ST段抬高，将患者送往能进行心血管再灌注治疗的医院，有条件应提前与医院沟通；②监测生命体征和血氧饱和度，如果血氧饱和度＜94%，给予吸氧；③如果发生心搏骤停，立即进行CPR和除颤；④对症治疗，如舌下含服或喷雾硝酸甘油，必要时给予吗啡止痛；⑤建立静脉通路；⑥如果考虑给予院前溶栓治疗，应排除禁忌证。

（2）急诊科救治。①救治目标：识别并分诊患者，缓解缺血性胸部不适；预防和治疗ACS的急性致命并发症（如心室颤动、无脉性室速、心源性休克、急性心力衰竭等）。②危险分层：根据评估结果，可将患者划分为STEMI、高危NSTE-ACS以及中低危NSTE-ACS，分别采取不同的救治措施，见本书相关内容。③早期再灌注治疗：如果STEMI患者症状出现时间＜12h，应直接行经皮冠状动脉介入治疗（percutaneous coronary intervention，PCI），目标时间是从接诊到球囊扩张时间＜90min。如果采用静脉溶栓治疗，目标时间是从接诊到进针时间＜30min。

2. 急性主动脉夹层的救治原则　积极给予镇静与镇痛治疗，给予控制血压、负性心率与负性心肌收缩力的药物，必要时介入或外科手术治疗。

3. 急性肺栓塞的救治原则　在呼吸循环支持治疗的基础上，以抗凝治疗为主；对于伴有明显呼吸困难、胸痛、低氧血症的大面积肺栓塞病例，采取溶栓、外科手术取栓或介入导管碎栓治疗。

（二）护理措施

1. 即刻护理措施　急性胸痛在没有明确病因前应给予：①安静卧床休息；②连接心电、血压、呼吸和血氧饱和度监测仪，注意电极位置应避开除颤区域和心电图胸导联位置；③当有低氧血症时，给予鼻导管或面罩吸氧，使血氧饱和度≥94%；④描记12或18导联心电图，动态关注ST段变化；⑤建立静脉通路，保持给药途径畅通；⑥按所在部门救治流程采取动脉、静脉血标本，监测血常规、血气分析、心肌损伤标志物、电解质、凝血试验、肝肾功能、D-二聚体等；⑦对ACS的急性致命并发症，如室颤、无脉性室速等，准备好急救药物和抢救设备；⑧对于NSTE-ACS极高危缺血患者，做好紧急行冠状动脉造影（＜2h）的准备；⑨如果病情允许，协助患者按医嘱接受胸部X线片、CT、磁共振成像（MRI）等影像学检查。

2. 胸痛护理　观察胸痛的部位、性质、严重程度、有无放射、持续时间、伴随症状、缓解和加重因素。注意疼痛程度的变化，胸痛时表情有无面色苍白、大汗和血流动力学障碍。及时向医生报告患者的疼痛变化。根据医嘱使用镇痛药，及时评估止痛的效果。

3. ACS 的护理 如胸痛的病因为 ACS，护理如下。

（1）按医嘱应用药物：明确用药剂量、途径、适应证、禁忌证以及简单的药物原理。

1）阿司匹林：对于疑似 STEMI 患者，若无阿司匹林过敏史和近期胃肠道出血，应遵医嘱立即让其嚼服阿司匹林 150～300mg，保证药物的吸收效果。

2）硝酸酯类药物：包括硝酸甘油和硝酸异山梨酯。对于阿司匹林无法缓解的胸痛患者，若血流动力学稳定（收缩压高于 90mmHg 或低于基线值 30mmHg 以内且心率为 50～100 次/分），每 3～5min 让其舌下含服 1 片硝酸甘油，含服时确保舌下黏膜湿润，尽可能取坐位，以免加重低血压反应。若胸痛仍未缓解，及时报告医生，准备给予静脉滴注硝酸甘油，注意定期调整滴注速度，监测血流动力学和临床反应，使血压正常患者平均动脉压下降 10%，高血压患者平均动脉压下降 20%～30%。部分患者用药后可能出现面色潮红、头部胀痛、头晕、心动过速、心悸等不适，应告知患者是由于药物所产生的血管扩张作用所致，并注意密切观察。特别需要注意的是，对于心室前负荷不足的患者，应慎用或不用硝酸甘油，这些情况包括下壁心肌梗死和右室心肌梗死、低血压、心动过缓、心动过速和过去 24～48h 服用过磷酸二酯酶抑制剂。

3）吗啡：对于经硝酸酯类药物治疗胸痛未缓解的患者，应及时报告医生，准备给予吗啡治疗。吗啡有扩张血管作用，可能有前负荷依赖或 UA/NSTEMI 患者应慎用吗啡，因吗啡可能与其死亡率增高有关。

4）β-受体阻滞剂：排除低血压、心动过缓、心力衰竭的 ACS 患者按医嘱给予 β-受体阻滞剂，降低过快心率和高血压，减轻心肌耗氧。

5）氯吡格雷：具有血小板抑制剂作用，起效快、使用安全。高危 ACS 保守治疗患者或延迟性 PCI 患者在早期辅助治疗中按医嘱给予氯吡格雷可改善预后，尤其适合对阿司匹林过敏的 ACS 高危人群应用。

（2）再灌注心肌的治疗与护理：起病 3～6h 最多在 12h 内，做好使闭塞的冠状动脉再通的准备，使心肌得到再灌注，减小心肌坏死的范围。

1）直接 PCI 治疗的适应证：STEMI 患者。包括：①发病 12h 内或伴有新出现左束支传导阻滞，或伴严重急性心力衰竭或心源性休克（不受发病时间限制）；②发病 12～24h 具有临床或心电图进行性缺血证据。

2）溶栓后 PCI 治疗的适应证：所有在院前溶栓的患者应及时转运到能进行 PCI 治疗的医院。①溶栓成功后 3～24h，或溶栓后出现心源性休克或急性严重心力衰竭时，应行冠状动脉造影并对梗死相关血管行血运重建；②溶栓治疗失败患者；③溶栓成功后若出现再发缺血、血流动力学不稳定，以及危及生命的室性心律失常或有再次闭塞证据的患者。

3）PCI 术前护理：协助医生向患者及其家属介绍 PCI 的目的、方法。按医嘱抽取血常规、凝血试验、心肌损伤标志物、肝肾功能等化验，做好手术区域的备皮，备好便携式给氧设施及必要的抢救药品与物品，尽快护送患者到介入导管室。

4）溶栓治疗的护理：如果因各种原因不能进行 PCI 而采用溶栓治疗，应采取以下措施。①评估溶栓治疗的适应证和禁忌证；②按医嘱准确给药，如尿激酶（UK）、链激酶（SK）和重组组织型纤维蛋白溶酶原激活剂（rt-PA）；③监测血压的改变；④按医嘱随时做心电图，及时了解再灌注心律失常和 ST 段的改变；⑤溶栓治疗最严重的并发症是颅内出血，应密切观察患者是否发生严重头痛、视觉障碍、意识障碍等，动、静脉穿刺后，要注意延长按压局部时间至不出血为止；⑥按医嘱及时抽取和送检血液标本，及时了解化验和特殊检查结果；⑦注意观察有无药物不良反应，如寒战、发热等过敏反应。

（3）并发症的监测与处理

1）心律失常的监测与处理：注意观察监护仪及心电图的心率（律），及时识别各种心律失常，并迅速配合医生给予及时处理。

2）心源性休克的监测与处理：密切观察患者的呼吸、血压、心率及皮肤颜色、温度及潮湿度等表现。如果患者出现心率持续增快、血压有下降趋势（＜90mmHg）、血氧饱和度低于94%、皮肤颜色苍白或发绀、四肢湿冷、表情淡漠等症状，应高度警惕发生心源性休克的可能，应及时通知医生，配合给予必要的处理。

心源性休克的处理：①补充血容量：估计有血容量不足，按医嘱补充液体，注意按输液计划调节滴速，观察有无呼吸困难、颈静脉充盈、恶心、呕吐、心前区疼痛加重等表现。②及时按医嘱给予药物：如血压低于90mmHg及时给予血管活性药物（如多巴胺）等药物静脉滴注。用药时注意观察血压和输液部位的皮肤，根据医嘱和血压具体情况调节输液速度。需要时，按医嘱采取措施纠正酸中毒及电解质紊乱，保护肾功能。③密切观察病情变化：注意观察药物作用与不良反应，密切观察心率（律）、血压、血氧饱和度、尿量和患者状况，准确记录入水量，及时向医生报告病情变化情况。

3）急性左心衰竭的监测与处理：如患者出现不能平卧、呼吸困难、咳嗽、发绀、烦躁等心力衰竭症状时，立即准备按医嘱采取紧急措施。①体位：将患者置于坐位或半坐位。②保持呼吸道通畅：给予高流量面罩吸氧。③遵医嘱给予各种抢救药物：如静脉注射吗啡，镇静，减轻恐惧感，同时亦可降低心率，减轻心脏负荷；应用氨茶碱，解除支气管痉挛，缓解呼吸困难；给予洋地黄制剂，增加心肌收缩力和心输出量；应用硝酸甘油、硝普钠等血管扩张剂静脉滴注，扩张周围血管，减少静脉回心血量；给予呋塞米静脉注射，利尿，减少循环血量。在给药过程中，注意按药物用法给药，血管活性药物一般应用微量泵注入控制输液速度，防止低血压。但对于肺和（或）体循环瘀血者，注意严格控制静脉输液速度，监测液体入量。④密切观察病情变化，协助完善相关检查：进行心电、血压、血氧饱和度监测，密切观察药物作用及其病情变化。描记12导联心电图，留取动脉血气、脑钠肽、血常规、血糖、电解质和心肌损伤标志物等各种血标本；协助患者接受胸部X线片、超声检查。

（4）心理护理：ACS患者突然发病、症状重，加之处于医院的特殊环境，告知的手术风险及医疗费用等因素均会引起紧张、恐惧、焦虑、烦躁甚至绝望等负性情绪。因此，应重视对患者的心理护理，注意关心体贴患者。抢救过程中适时安慰和鼓励患者，有针对性地告知相关抢救措施，减轻患者的恐惧感，取得患者及其家属的配合，积极配合救治，增强对治疗的信心。

（5）健康指导：在救治ACS患者的同时，结合患者病情和不同特点对患者和家属实施健康教育和康复指导，强化预防意识，已有ACS病史应预防再次梗死和其他心血管不良事件，称为二级预防。

1）改变生活方式。①合理膳食：宜摄入低热量、低脂、低胆固醇、低盐饮食，多食蔬菜、水果和粗纤维食物，如芹菜、糙米等，避免暴饮暴食；②适当运动：保持适当的体力活动，以有氧运动为主，注意运动的强度和时间，以不致发生疼痛症状为度；③控制体重：在饮食治疗的基础上，结合运动和行为治疗等控制体重；④戒烟戒酒。

2）避免诱发因素：调整日常生活与工作量，不可过于劳累，避免情绪激动，减轻精神压力，保证充足睡眠。

3）正确应用药物：告知患者用药的目的、作用及注意事项，指导患者正确应用抗血小板聚集、抗缺血、抗心律失常、降压降脂降糖等药物，积极治疗冠心病、高血压、高血脂、糖尿病等基础慢性疾病。

4）病情自我监测：向患者讲解疾病的知识，包括ACS发生的简单过程、诱因、监护意义。

教会自测脉率，以及早发现心律失常。告知患者及其家属心绞痛发作时的缓解方法，如心绞痛发作比以往频繁、程度加重，疼痛时间延长，应警惕心肌梗死的发生，及时就医。

4. 主动脉夹层的护理　如胸痛的病因是主动脉夹层，护理如下。

（1）按医嘱给予药物治疗。①降压治疗：降压可以减轻或缓解患者胸痛，防止主动脉破裂，争取手术机会。一般静脉持续应用微量泵给予扩血管药物，如硝普钠，同时配合应用β-受体阻滞剂或钙离子拮抗剂，将收缩压控制在相应安全水平。用药过程中要密切监测血压变化，避免血压出现骤降或骤高，根据血压变化调节药物剂量，使血压维持在相对稳定和安全的水平。②镇痛治疗：如果患者胸痛剧烈，应及时报告医生，遵医嘱给予吗啡等治疗，观察并记录胸痛的缓解情况，密切监测有无心动过缓、低血压和呼吸抑制等不良反应。

（2）密切观察病情变化：严密监测四肢血压和心率（律）的变化，观察胸痛的缓解或加重情况；关注辅助检查结果，了解病情的严重程度与发展趋势；出现任何异常情况及时向医生报告。主动脉夹层极易发生夹层破裂而危及生命，应随时做好抢救的准备。

（3）做好介入治疗、手术或转运的准备：按医嘱为患者做好接受介入治疗或住院接受外科手术治疗的准备，按部门要求为转运过程中可能发生的病情变化做好充分的准备。

5. 急性肺栓塞的护理　如胸痛病因是急性肺栓塞，其护理参见本章第一节"呼吸困难"。

第四节　严重心律失常

心律失常是指心脏冲动的频率、节律、起源部位、传导速度或激动次序的异常。心律失常按其发生原理，可分为冲动形成异常和冲动传导异常，按照心律失常发生时心率的快慢，可将其分为快速性心律失常与缓慢性心律失常两大类。快速性心律失常是指心率＞100 次/分，缓慢性心律失常是指心率＜60 次/分；可导致临床症状的快速性心律失常通常心率≥150 次/分，缓慢性心律失常通常心率≤50 次/分。心室率过快或过慢，均可使心脏有效射血功能不全、血流动力学不稳定而导致生命危险。可以迅速导致晕厥、心绞痛、心力衰竭、休克甚至心搏骤停的心律失常称为严重心律失常或危险性心律失常。严重心律失常是临床常遇到的一种急危重症，如果不能及时识别和处理，患者可在短期内死亡，如快速性心律失常中的心室颤动（VF）、室性心动过速（VT）、尖端扭转型室性心动过速（TdP）、心房颤动（AF）、室上性心动过速（SVT）等；还有缓慢性心律失常中的二度Ⅱ型房室传导阻滞和三度房室传导阻滞。

本节主要针对急诊常见的严重心律失常进行讨论。

一、病因与发病机制

严重心律失常有许多潜在的病因，可由下列病理状况引起。①器质性心脏病变：急性冠脉综合征、心肌病、先天性心脏病、病态窦房结综合征等；②药物中毒：洋地黄、奎尼丁、胺碘酮等；③电解质紊乱：低血钾、高血钾、低血镁等；④长 QT 综合征等。

心律失常的发生机制包括冲动形成的异常和（或）冲动传导的异常。窦房结、结间束、冠状窦口附近、房室结的远段和希氏束-浦肯野系统等处的心肌细胞均具有自律性。自主神经系统兴奋性改变或内在的病变，均可导致不适当的冲动发放。此外，原来无自律性的心肌细胞，如心房、心室肌细胞，亦可在病理状态下出现异常自律性。冲动传导异常可以产生折返，折返是快速性心律失常的最常见发病机制。

二、 病情评估与判断

（一）评估程序

1. 初步评估　评估任何严重心律失常患者的第一步是确定是否存在脉搏。如果没有脉搏，应立即进行心肺复苏。如果存在脉搏，判断患者血流动力学状态是稳定还是不稳定，血流动力学不稳定的心律失常往往需要立即处理。

2. 进一步评估　快速性心律失常患者血流动力学稳定时，评估心电图，确定 QRS 波群是宽还是窄，是规则还是不规则。规则的窄 QRS 波群（＜0.12s）心动过速常为室上性心动过速。规则的宽 QRS 波群（＞0.12s）心动过速可能为室性心动过速。快速心房颤动可表现为不规则的窄 QRS 波群心动过速。伴随差异性传导的心房颤动、预激综合征伴心房颤动、尖端扭转型室速等亦可表现为不规则的宽 QRS 波群心动过速。

（二）健康史评估

询问患者是否曾经患有心律失常、器质性心脏病、心悸、电解质紊乱等病史。病史采集通常能帮助判断：①心律失常的存在及其类型；②心律失常的诱发因素，如烟、酒、咖啡、运动及精神刺激等；③心律失常发作的频繁程度、起止方式；④心律失常对药物和非药物方法的反应。

（三）临床表现

评估患者有无心悸、头晕、乏力、胸闷等症状。如果患者出现晕厥、持续胸痛、低血压（收缩压 90mmHg 以下）或其他休克征象则为血流动力学不稳定状态，这种状态是指可能有重要器官受损或有发生心搏骤停的危险。

（四）辅助检查

1. 心电图检查

（1）室上性心动过速：①频率大多在 160～250 次/分，节律规整；②P 波形态异常，PR 间期＞0.12s 者为房性，P 波呈逆行性（Ⅱ、Ⅲ、aVF 导联倒置，aVR 导联直立）或 PR 间期＜0.12s 者为房室交界性，多数情况下 P 波与 T 波融合，无法辨认；③QRS 波群形态和时限正常，若伴有预激综合征、室内差异性传导或束支传导阻滞时，QRS 波群可宽大、畸形（图 3.1）。

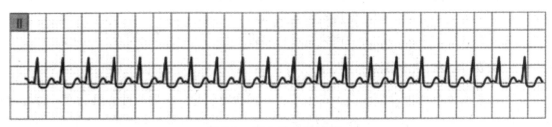

图 3.1　室上性心动过速

（2）心房颤动：P 波消失，代之以形态、间隔及振幅均绝对不规则的 f 波，频率为 350～600 次/分；RR 间期绝对不等，心室率通常为 100～160 次/分；QRS 波群形态一般正常，当心室率过快、发生室内差异性传导时，QRS 波群可增宽变形（图 3.2）。

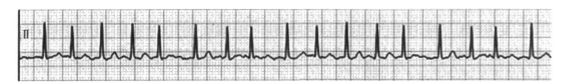

图 3.2　心房颤动

（3）室性心动过速：心电图表现为 3 个或 3 个以上的室性期前收缩连续出现；宽大畸形 QRS 波群，时限超过 0.12s；ST-T 波方向与 QRS 波群主波方向相反；心室率通常为 100～250 次/分；心律规则，亦可略不规整，常呈现房室分离。根据发作时 QRS 波群形态，又可分为单形性室速和多形性室速（图 3.3）。

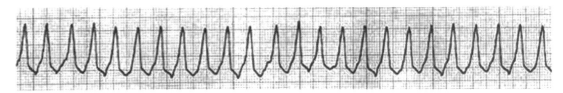

图 3.3　室性心动过速

（4）尖端扭转型室性心动过速：心电图表现 QRS 波群的振幅与波峰围绕等电位线上下扭转，呈周期性改变，频率 200～250 次/分，QT 间接通常超过 0.5s，u 波显示（图 3.4）。

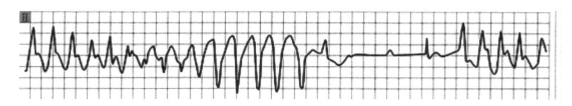

图 3.4　尖端扭转型室性心动过速

（5）心室颤动：心电图表现为 P 波、QRS 波群、T 波均消失，呈形态、振幅各异的不规则心电波形，频率为 250～500 次/分（图 3.5）。

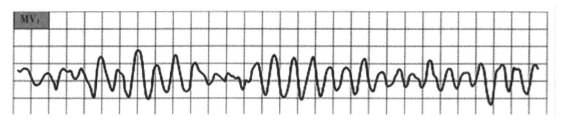

图 3.5　心室颤动

（6）二度 Ⅱ 型房室传导阻滞：心电图表现为 PR 间期恒定，间断或周期性出现 P 波群后 QRS 波群脱落，下传搏动的 PR 间期大多正常；阻滞位于希氏束-浦肯野系统，QRS 波群增宽，形态异常（图 3.6）。

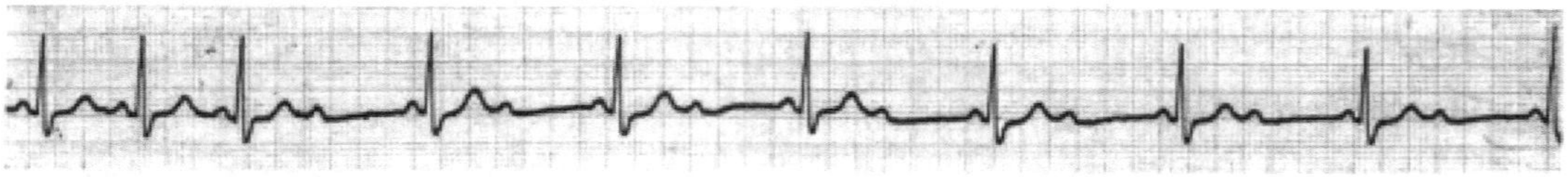

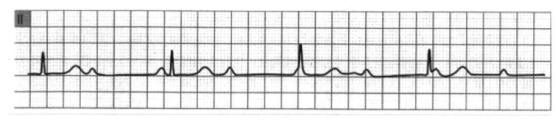

图 3.6　二度Ⅱ型房室传导阻滞

（7）三度房室传导阻滞。心电图特征：①PP 间期和 RR 间期有各自的规律性，P 波与 QRS 波群无传导关系。②P 波频率较 QRS 波群频率为快。③心室起搏点位于希氏束及其近邻，QRS 波群正常，为交界逸搏心律，心室率为 40～60 次/分；若位于室内传导系统的远段，则 QRS 波群增宽，为室性逸搏心律，心室率可低至 40 次/分以下，心室律常不稳定（图 3.7）。

图 3.7　三度房室传导阻滞

2. 动态心电图检查　连续记录患者 24h 的心电图，目的：①了解心悸与晕厥等症状的发生是否与心律失常有关；②明确心律失常发作与日常活动的关系及昼夜分布特征；③协助评价抗心律失常药物的疗效等。

3. 心脏超声检查　可以协助诊断有无器质性心脏病，如心肌病、先天性心脏病、急性心肌梗死等。

4. 实验室检查　有助于明确心律失常的病因，判断是否有低血钾、高血钾、低血镁等离子紊乱，检查心肌生化标志物，协助急性心肌梗死的诊断。

（五）病情严重程度评估与判断

心律失常的严重程度主要取决于心律失常类型、心率快慢、持续时间、有无血流动力学变化及潜在心脏疾病。如阵发性室上性心动过速严重程度取决于心率快速程度与持续时间。心房颤动（简称"房颤"）病情的轻重取决于心室率的快慢，如快速房颤（心室率超过 120 次/分），患者出现心悸、胸闷等现象，则需要处理。心室率超过 150 次/分，患者可发生心绞痛与充血性心力衰竭。心室率超过 180 次/分，可能引起心室颤动。室性心动过速病情严重程度因发作时的心率、持续时间、有无血流动力学变化而不同。非持续性室性心动过速（发作时间小于 30s，可自行终止）的症状和病情较轻微。持续性室性心动过速（发作时间超过 30s，需药物或电复律终止）常伴有明显血流动力学障碍与心肌缺血的症状。尖端扭转型室性心动过速是多形性室性心动过速的一个特殊类型，可进展为心室颤动和猝死。心室颤动是心室静止前的心电图征象，临床表现为意识丧失、抽搐、呼吸停止甚至死亡。三度房室传导阻滞的症状取决于心率的快慢与伴随的基础病变，心室率过低（＜40 次/分）时，患者将有发生晕厥的危险。

三、救治与护理

（一）救治原则

尽快终止心律失常，改善血流动力学状态，积极治疗原发病。根据心律失常的种类以及血流动力学状态可给予气道、呼吸和循环支持，必要时进行药物治疗、起搏、电复律等处理。

（二）护理措施

1. 即刻护理措施　①立即协助患者采取舒适、安静卧位休息；②保持气道通畅，存在低氧血症时，给予氧气吸入，保证血氧饱和度≥94%；③立即描记12导联心电图，协助心律失常的诊断；④对严重心律失常的患者，按医嘱给予心电监护，注意电极位置应避开电复律的电极板放置区域和心电图胸导联位置；⑤除颤器置于患者床旁，呈完好备用状态。

2. 快速性心律失常的处理

（1）血流动力学稳定的快速性心律失常，对于血流动力学稳定的心动过速患者，立即描记与评估12导联心电图，确定QRS波群时限，判断QRS波群是窄还是宽。

1）规则的窄QRS波群心动过速：多为室上性心动过速，如血流动力学稳定，可先尝试刺激患者迷走神经的方法。如按摩颈动脉窦（患者取仰卧位，先行右侧按摩，每次5～10s，注意不要双侧同时按摩），采取Valsalva动作（即深吸气后屏气再用力做呼气动作），刺激恶心反射或咽反射，压迫眼球，冷水面部浸浴等方法。如无效，遵医嘱给予药物治疗。腺苷可终止约90%的折返性心律失常，但对于合并心绞痛、支气管哮喘、室性心律失常、年龄大于60岁者，应该慎用或禁用。亦可遵医嘱给予普罗帕酮、维拉帕米、胺碘酮等药物治疗。或遵医嘱协助患者办理住院手续，准备接受经食管心房调搏复律和导管射频消融术等其他治疗。

2）不规则的窄QRS波群心动过速：很可能为心房颤动。主要是处理心律失常及预防发生血栓栓塞。对于阵发性心房颤动伴快速心室率，最初的治疗目标是减慢心室率，可遵医嘱给予静脉注射β-受体阻滞剂、钙通道阻滞药或地高辛。将房颤转复为窦性心律的方法包括药物转复、电转复及导管消融治疗。ⅠA（奎尼丁、普鲁卡因胺）、ⅠC（普罗帕酮）或Ⅲ类（胺碘酮）抗心律失常药物均可能转复房颤。目前常用胺碘酮，因其致心律失常发生率最低。奎尼丁可诱发致命性室性心律失常，目前已很少使用；ⅠC类药亦可致室性心律失常，严重器质性心脏病患者不宜使用。药物复律无效时，可改用电复律。导管消融被列为房颤的二线治疗，不推荐作为首选治疗方法。遵医嘱给予肝素或华法林进行抗凝治疗，预防血栓栓塞。

3）规则的宽QRS波群心动过速：多为室性心动过速，在做好专科医生会诊准备的同时，可遵医嘱给予静脉注射抗心律失常药物或同步电复律，首选药物为胺碘酮，也可以使用普鲁卡因胺、利多卡因等。对于血流动力学尚稳定但持续时间超过24h或药物治疗无效的VT，也可选择电复律。

4）不规则的宽QRS波群心动过速：做好专科医生会诊的准备。如出现尖端扭转型室速，应立即遵医嘱给予硫酸镁，并做好随时进行心肺复苏的准备。

（2）血流动力学不稳定的快速性心律失常：如快速性心律失常患者伴有晕厥、持续的胸部不适或疼痛、低血压或其他休克征象，应立即准备进行同步电复律。对于规则的窄波，通常给予初始能量为50～100J的双相波同步电复律；对于不规则的窄波，通常给予初始能量为120～200J的双相波同步电复律；对于规则的宽波，通常给予初始能量为100J的双相波同步电复律，如果首次电击无效，可采用逐级提高模式增加电击能量。如果可能，对清醒的患者，按医嘱给予镇静剂，但不要延误对血流动力学不稳定患者进行电复律。房颤给予紧急复律治疗可选用静脉肝素或皮下注射低分子肝素抗凝。

（3）心室颤动：立即进行心肺复苏，尽早实施非同步直流电除颤，首次单相波除颤能量为360J，双相波除颤能量选择120～200J，除颤之后立即继续5个周期（约2min）的CPR，CPR后再次分析心律，必要时再次除颤。遵医嘱给予肾上腺素和抗心律失常药，具体处理见本书相关内容。

3. 缓慢性心律失常的处理　对于心动过缓患者，在气道开放良好和呼吸顺畅的前提下，如果出现血流动力学不稳定的表现，应遵医嘱给予静脉注射阿托品0.5mg，必要时重复使用，最大剂量不超过 3mg。如果患者对阿托品没有反应，应做好专科会诊和起搏治疗的准备，等待起搏治疗期间，如果患者出现低血压，可遵医嘱静脉输注肾上腺素、多巴胺或异丙肾上腺素等药物。

4. 病情观察　注意了解引发心律失常的原因、发作时的症状、持续的时间及患者发作时的心理状态。当患者主诉头晕、乏力时，应注意观察患者是否伴有血流动力学不稳定。当患者出现胸痛、胸闷甚至心绞痛发作时，说明冠状动脉灌注减少。如果出现了呼吸困难，说明患者可能出现了心力衰竭。如果患者出现头痛、恶心、肢体活动及语言障碍、下肢疼痛，应高度警惕患者发生了血栓栓塞事件。应对患者的主诉给予高度的重视，为尽快救治患者提供最佳的时机。

5. 用药护理　遵医嘱及时、正确使用抗心律失常药物。应用抗心律失常药物时，应注意获取基线生命体征数据，观察药物的疗效和不良反应。

6. 持续心电、血压监护　给予心电、血压监护，严密监测心率、心律和血压的变化。如出现以下变化，应及时与医生联系，随时做好急救处理的准备。

（1）心率：低于 50 次/分或大于 150 次/分。

（2）心律：①频发室性期前收缩（每分钟 5 次以上），或室性期前收缩呈二联律；②连续出现 2 个以上多源性室性期前收缩，或反复发作的短阵室速；③室性期前收缩落在前一搏动的 T 波之上（RonT 现象）；④室颤；⑤不同程度的房室传导阻滞。

（3）低血压：收缩压低于 90mmHg，脉压小于 20mmHg。

（4）阿-斯综合征：患者突然意识丧失、昏迷或抽搐、心音消失、血压测不到、呼吸停止或发绀、瞳孔散大。

7. 电复律治疗与护理　对血流动力学不稳定的异位性快速心律失常或心室颤动，应配合医生紧急进行直流电复律或除颤。电复律后应严密监测心率、心律的变化，如有异常及时配合医生处理。

8. 介入治疗准备　及时按医嘱做好心脏起搏、导管射频消融治疗的准备工作。

9. 健康宣教　①病因预防：注意劳逸结合、生活规律，保证充足的休息和睡眠，避免过多摄入浓咖啡、浓茶等；②用药：遵医嘱服用抗心律失常药物，不能擅自增减药物，如有异常及时就诊；③自我监测病情：学会测量脉搏的方法，了解心律失常的相关症状进行自我监测；④定期复查心电图，及早发现病情变化并及时就诊。

第五节　急性腹痛

急性腹痛是指发生在 1 周之内、由各种原因引起的腹腔内外脏器急性病变而表现在腹部的疼痛，是临床上常见的急症之一，具有发病急、变化多、进展快的特点，若处理不及时，极易发生严重后果，甚至危及患者生命。护士细致的评估、严密的观察和及时的护理，对把握患者抢救时机和疾病的疗效与预后起到重要的作用。

一、病因与发病机制

（一）病因

可引起腹痛的病因很多，可分为器质性和功能失调性两类。器质性病变包括急性炎症、梗阻、扩张、扭转、破裂、损伤、出血、坏死等；功能失调性因素有麻痹、痉挛、神经功能紊乱、功能暂时性失调等。

1. 腹腔脏器病变引起的腹痛　①急性炎症：如急性胃炎、急性胃肠炎、急性肠系膜淋巴结炎、急性肾盂肾炎、急性回肠或结肠憩室炎、自发性腹膜炎等；急性胰腺炎、阑尾炎、胆囊炎、急性化脓性胆管炎、腹腔内各种脓肿、急性盆腔炎、急性附件炎、急性泌尿系感染以及急性细菌性或阿米巴性痢疾等。②急性梗阻或扭转：常见的有急性肠梗阻（包括肠套叠、肠扭转），腹内/外疝，胆管、肾、尿路管结石嵌顿性绞痛，胆管蛔虫症，肠系膜或大网膜扭转，急性胃或脾扭转，胃黏膜脱垂症，卵巢囊肿蒂扭转等。③急性穿孔：消化性溃疡急性穿孔、胃肠道癌或肠炎症性疾病急性穿孔、胆囊穿孔、子宫穿孔、外伤性胃肠穿孔等。④急性内出血：如腹部外伤所致的肝、脾、肾等实质脏器破裂，肝癌等破裂；异位妊娠、卵巢或黄体破裂等。⑤血管病变：见于腹主动脉瘤、肾梗死、肠系膜动脉急性栓塞或血栓形成、肠系膜静脉血栓形成、急性门静脉或肝静脉血栓形成、脾梗死、夹层动脉瘤等。⑥其他：如急性胃扩张、痛经、肠易激综合征、腹壁皮肤带状疱疹等。

2. 腹腔外脏器或全身性疾病引起腹痛　以胸部疾病所致的放射性腹痛和中毒、代谢疾病所致的痉挛性腹痛为多，常伴有腹外其他脏器病症，而无急性腹膜炎征象。①胸部疾病：如不典型心绞痛、急性心肌梗死、急性心包炎、主动脉夹层、肋间神经痛、下肺肺炎、肺脓肿、胸膜炎、气胸等；②代谢及中毒疾病：如铅、砷、汞、酒精中毒，尿毒症，糖尿病酮症酸中毒，低钙血症等；③变态反应性疾病：如腹型过敏性紫癜、腹型风湿热；④神经源性疾病：如脊柱结核、带状疱疹、末梢神经炎、腹型癫痫、胃肠功能紊乱、神经功能性腹痛等。

（二）腹痛发病机制

1. 体性痛　脏腹膜上虽然没有感觉受体，但近脏器的肠系膜、系膜根部、小网膜及膈肌等均有脊髓性感觉神经，当病变累及其感觉神经时便会产生冲动，并上传至丘脑，被大脑感知。体性痛较剧烈，定位较准确，与体位有关，因此变换体位常可使疼痛加重。

2. 内脏痛　多由消化道管壁平滑肌突然痉挛或强力收缩，管壁或脏器突然扩张，急性梗阻、缺血等刺激自主神经的痛觉纤维传导所致，常为脏器本身的疼痛。

3. 牵涉痛　也称放射痛或感应性痛，是由某种病理情况导致身体某一局部疼痛，疼痛部位非病变所在部位，但与病变脏器的感觉常来自同一节段的神经纤维。

二、病情评估与判断

（一）病情评估

1. 快速评估全身情况　急诊护士接诊后应首先评估患者的总体情况，初步判断病情的轻、重、缓、急，以决定是否需要做急救处理。对危重患者，应重点评估（包括神志、回答问题能力、表情、血压、脉搏、体位、疼痛程度等），之后迅速分诊送入治疗区进行急救处理，待情况允许再做详细检查。表情痛苦、面色苍白、脉搏细速、呼吸急促、大汗淋漓、仰卧不动或蜷曲侧卧、明显脱水等提示病情较重。如脉搏细速伴低血压，提示低血容量。

2. 评估一般情况　①年龄：青壮年以急性胃穿孔、阑尾炎、肠梗阻、腹部外伤所致的脏器破裂、出血等多见。中老年以胃肠道癌肿及其并发症、胆囊炎、胆石症及血管疾病等发病率高。②性别：如溃疡病穿孔、急性阑尾炎、肠梗阻、尿路结石男性多见，而胆囊炎、胰腺炎则女性多见。③既往史：了解既往有无引起急性腹痛病史，如溃疡病、阑尾炎等，有无类似发作史，有无腹部外伤史、手术史，有无心肺等胸部疾病和糖尿病、高血压史等。女性应了解月经生产史，闭经且发生急性腹痛并伴休克者，应高度警惕异位妊娠破裂内出血。

3. 重点详细询问腹痛相关信息

（1）诱发因素：胆囊炎或胆石症常于进食油腻食物后发作；急性胰腺炎发作前常有酗酒、高脂饮食、暴饮暴食史；部分机械性肠梗阻与腹部手术有关；溃疡病穿孔在饱餐后多见；剧烈活动或突然改变体位后突发腹痛可能为肠扭转；腹部受暴力作用引起剧痛伴休克者，可能是肝、脾破裂所致。

（2）疼痛部位：最早发生腹痛及压痛最明显的部位常是发生病变的部位，可帮助推断可能的病因。

（3）疼痛的起病方式、性质和程度。

1）疼痛的起病方式、性质。①炎症性急性腹痛：以腹痛、发热、压痛或腹肌紧张为主要特点。一般起病较缓慢，多由轻渐重，剧痛呈持续性并进行性加重，炎症波及脏器浆膜和壁腹膜时，呈典型局限性或弥漫性腹膜刺激征。常见于急性阑尾炎、胆囊炎、腹膜炎、胰腺炎、盆腔炎等。②穿孔性急性腹痛：以突发持续腹痛、腹膜刺激征，可伴有肠鸣音消失或气腹为主要特点。突然起病，呈剧烈的刀割样痛、烧灼样痛，后呈持续性，范围迅速扩大。常见于外伤、炎症或癌肿侵袭导致的空腔脏器破裂，如溃疡穿孔、胃癌穿孔、胆囊穿孔、外伤性肠穿孔等。③梗阻性急性腹痛：以阵发性腹痛、呕吐、腹胀、排泄功能障碍为主要特点。多突然发生，呈阵发性剧烈绞痛，当梗阻器官合并炎症或血运障碍时，常呈持续性腹痛，阵发性加重。常见于肾、输尿管结石、胆绞痛、胆管蛔虫病、肠梗阻、肠套叠、嵌顿性疝、卵巢囊肿蒂扭转等。④出血性急性腹痛：以腹痛、失血性休克与急性贫血、隐性（内）出血或显性（外）出血（呕血、便血、尿血）为主要特点。起病较急骤，呈持续性，但不及炎症性或穿孔性腹痛剧烈，由于大量积血刺激导致急性腹膜炎，但腹膜刺激症状较轻，有急性失血症状。常见于消化性溃疡出血、肝脾破裂出血、胆管出血、肝癌破裂出血、腹主动脉瘤破裂出血、异位妊娠破裂出血等。⑤损伤性急性腹痛：以外伤、腹痛、腹膜炎或内出血综合征为主要特点。因暴力着力点不同，可有腹壁伤、空腔脏器伤及实质脏器伤造成的腹痛，原发性休克恢复后，常呈急性持续性剧烈腹痛，伴恶心、呕吐。⑥绞窄与扭转性急性腹痛，又称缺血性急性痛。疼痛呈持续性，因受阵发牵拉，可有阵发性类似绞痛加剧，常可触及压痛性包块，可有频繁干呕、消化道排空症状，早期无腹膜刺激征，随着坏死的发生而出现。⑦功能性紊乱及全身性疾病所致急性腹痛，疼痛常无明显定位，呈间歇性、一过性或不规律性，腹痛虽然严重，但体征轻、腹软、无固定压痛和反跳痛，常有精神因素或全身性疾病史，如肠道易激综合征、胃肠神经症、肠系膜动脉硬化或缺血性肠病、腹型癫痫、过敏性紫癜等。

腹部绞痛多发病急、患者痛苦，应注意鉴别，尽早明确病因。

2）疼痛程度：腹痛程度可反映腹内病变的轻重，但疼痛的个体敏感性和耐受程度差异较大，影响其评价。刀割样剧痛可能为化学刺激引起，如空腔脏器急性穿孔；梗阻性疾病为剧烈疼痛，如肠扭转、卵巢囊肿蒂扭转、肾绞痛等；脏器破裂出血性疾病引起的腹痛略次之，如宫外孕、脾破裂、肝破裂等；炎症性疾病引起的腹痛较轻，如阑尾炎、肠系膜淋巴结炎等。

（4）与发作时间、体位的关系：餐后痛可能由于胆、胰疾病，胃部肿瘤或消化不良所致；饥饿痛发作呈周期性、节律性者见于胃窦、十二指肠溃疡；子宫内膜异位者腹痛与月经周期有关；卵泡破裂者腹痛发作在月经间期。如果某些体位使腹痛加剧或减轻，有可能成为诊断的线索，如胃黏膜脱垂患者左侧卧位可使疼痛减轻；胰腺疾病患者前倾坐位或膝胸位时疼痛减轻；腹膜炎患者活动疼痛加剧，蜷缩侧卧疼痛减轻；反流性食管炎患者烧灼痛在躯体前屈时明显，而直立位时减轻。

（5）伴随症状

1）消化道症状。①恶心、呕吐：常发生于腹痛后，可由严重腹痛引起。急性胆囊炎、溃疡病穿孔均可伴有恶心、呕吐。急性胃肠炎、胰腺炎发病早期呕吐频繁，高位肠梗阻呕吐出现早而频繁，低位肠梗阻或结肠梗阻呕吐出现晚或不出现；呕吐物的性质及量与梗阻部位有关，如呕吐宿食不含胆汁则为幽门梗阻，呕吐粪水样物常为低位肠梗阻。②排便情况：腹痛伴有呕吐，肛门停止排气、排便多见于肠梗阻；腹痛伴有腹泻，多见于急性肠炎、痢疾、炎症性肠病、肠结核等；

伴有果酱样便是肠套叠的特征；伴有血便，多见绞窄性肠梗阻、肠套叠、溃疡性结肠炎、坏死性肠炎、缺血性疾病等。

2）其他伴随症状。①休克：腹痛同时伴有贫血者可能是腹腔脏器破裂（如肝、脾或异位妊娠破裂）；不伴贫血者见于急性胆管炎、胃肠穿孔、绞窄性肠梗阻、肠扭转、急性胰腺炎等。②黄疸：多见于急性胆管炎、胆总管结石、壶腹部癌或胰头癌。③发热：外科疾病一般是先有腹痛后发热；而内科疾病多先有发热后有腹痛。如伴发热、寒战者，多见于胆管感染、腹腔或腹内脏器化脓性病变、下肺炎症或脓肿等。④血尿、排尿困难：多见于泌尿系感染、结石等。⑤盆腔炎症或积液、积血时，可有排便次数增多、里急后重感。

4. 体格检查　重点在评估腹部情况。腹部体检时应嘱患者取仰卧位，双腿屈曲充分暴露全腹，然后对腹部进行视、触、叩、听4个方面的检查。①视诊：全腹膨胀是肠梗阻、腹膜炎晚期表现。不对称性腹胀可见于肠扭转、闭袢性肠梗阻。急性腹膜炎时腹式呼吸运动减弱或消失。注意有无胃肠蠕动波及胃肠型，腹股沟区有无肿块等。②触诊：最重要的是腹部检查，着重检查腹膜刺激征，腹部肌紧张、压痛与反跳痛的部位、范围和程度。压痛最明显之处往往就是病变所在，是腹膜炎的客观体征。炎症早期或腹腔内出血表现为轻度腹肌紧张，较重的感染性病变如化脓性阑尾炎、肠穿孔表现为明显肌紧张。胃十二指肠、胆管穿孔时，腹壁可呈"板状腹"，但随着时间延长，腹腔内渗液增加而使腹膜刺激征反而减轻。注意年老体弱、肥胖、小儿或休克患者，腹膜刺激征常较实际为轻。③叩诊：先从无痛区开始，叩痛最明显处常是病变部位。肝浊音界消失提示胃肠道穿孔致膈下游离气体。移动性浊音表示腹腔积液或积血。④听诊：判断胃肠蠕动功能，一般选择脐周听诊。肠鸣音活跃、音调高、有气过水音提示机械性肠梗阻。肠鸣音消失或减弱多见于急性腹膜炎、血运性肠梗阻和肠麻痹。上腹部振水音可能提示幽门梗阻或胃扩张。

5. 辅助检查

（1）实验室检查。①血常规：白细胞总数和中性粒细胞计数增多提示感染性疾病；血红蛋白及红细胞进行性减少提示有活动性出血可能。②尿常规：尿中大量红细胞提示肾绞痛、泌尿系肿瘤和损伤，白细胞增多表示感染。糖尿病酮症酸中毒可见尿糖、尿酮体阳性。③大便常规：糊状或水样便，含少量红、白细胞可能为细菌性食物中毒引起的急性肠炎；黏液脓血提示痢疾可能；血便提示有消化道出血；大便隐血阳性提示消化道肿瘤。④血生化：血、尿或腹腔积液淀粉酶增高常是急性胰腺炎；血肌酐、尿素氮升高提示肾功能不全；人绒毛膜促性腺激素有助于异位妊娠诊断。

（2）X线检查：胸部X线检查可显示肺、胸膜及心脏病变；腹部透视和X线片检查如发现膈下游离气体，提示胃肠穿孔；肠内有气液平面，肠腔内充气较多，提示肠梗阻；怀疑有尿路病变可摄腹部X线片或做静脉肾盂造影。

（3）超声检查：对肝、胆、胰、脾、肾、输尿管、阑尾、子宫及附件、膀胱等，形态、大小、占位病变、结石、异位妊娠、腹腔积液、腹腔内淋巴结，以及血管等病变等均有较高的诊断价值，是首选检查方法。在超声指引下进行脓肿、腹腔积液及积血等穿刺抽液。

（4）内镜检查：包括胃镜、十二指肠镜、胆管、小肠镜和结肠镜等，对急性腹痛的诊断具有极其重要的意义。在明确消化道出血的病因同时可行内镜下止血或病灶切除。

（5）CT检查：对病变定位定性有很大价值。其优点是不受肠管内气体的干扰。CT是评估急腹症又一个安全、无创而快速有效的方法，特别是对判断肝胆胰等实质性脏器病变、十二指肠和主动脉病变方面较超声检查更具优势。PET-CT检查对肿瘤的诊断更加敏感。

（6）直肠指检：盆位阑尾炎可有右侧直肠壁触痛，盆腔脓肿或积血可使直肠膀胱凹窝呈饱满感、触痛。

（7）其他检查：疑腹腔有积液或出血，可进行腹腔诊断性穿刺，吸取液体进行常规检查和细胞学检查，可以确定病变性质；阴道后穹隆穿刺主要用于判断异位妊娠破裂出血、盆腔脓肿或盆腔积液；40岁以上患者，既往无慢性胃病史，突然发作上腹痛应常规做心电图，以识别有无心脏及心包病变。

（二）病情判断

急性腹痛的病情严重程度可分为3类。①危重：先救命后治病。患者出现呼吸困难、脉搏细弱、严重贫血貌，如腹主动脉瘤破裂、异位妊娠破裂合并重症休克，应立即实施抢救。②重：配合医生诊断与治疗。患者持续腹痛伴器官功能障碍，如消化道穿孔、绞窄性肠梗阻、卵巢囊肿蒂扭转等，应配合医生尽快完成各项相关检查，纠正患者的一般情况，准备急诊手术和相关治疗。③普通：但可存在潜在的危险性。通常患者体征平稳，可按常规程序接诊，需细致观察，及时发现危及生命的潜在病因，如消化道溃疡、胃肠炎等，也可能有结石、恶性肿瘤的可能性。需要强调的是，面对每一例腹痛患者，均须重视并优先排查。

三、救治与护理

（一）救治原则

急性腹痛的病因虽然不同，但救治原则基本相似，即挽救生命、减轻痛苦、积极地对病因治疗和预防并发症。

（1）手术治疗：手术是急腹症的重要治疗手段。如肠梗阻、内脏穿孔或出血、急性阑尾炎等病因明确，有手术指征者，应及时手术治疗。

（2）非手术治疗：主要适用于病因未明而腹膜炎症状不严重的患者，给予纠正水、电解质紊乱，抗感染，防治腹胀，防止休克等对症支持措施。对病因已明确而无须手术治疗、疼痛较剧烈的患者，应适当使用镇痛剂。

（3）不能确诊的急腹症患者：要遵循"四禁"原则，即禁食、禁灌肠、禁止痛、禁用泻药。经密切观察和积极治疗后，腹痛不缓解，腹部体征不减轻，全身状况无好转反而加重的患者可行剖腹探查，明确病因。

（二）护理措施

（1）即刻护理措施：应首先处理能威胁生命的情况，如腹痛伴有休克，应及时配合抢救，迅速建立静脉通路，及时补液纠正休克。如有呕吐头应偏向一侧，以防误吸。对于病因明确者，遵医嘱积极做好术前准备。对于病因未明者，遵医嘱暂时实施非手术治疗措施。

（2）控制饮食及胃肠减压：对于病情较轻且无禁忌证者，可给予少量流质或半流质饮食。病因未明或病情严重者，必须禁食。疑有空腔脏器穿孔、破裂，腹胀明显或肠梗阻患者须行胃肠减压，应注意保持引流通畅，观察与记录引流液的量、色和性状，及时更换减压器。对于病情严重、预计较长时间不能进食者，按医嘱应尽早给予肠外营养。

（3）补液护理：遵医嘱给予输液，补充电解质和能量合剂，纠正体液失衡，并根据病情变化随时调整补液方案和速度。

（4）遵医嘱给予抗生素控制感染：急腹症多为腹腔内炎症和脏器穿孔引起，多有感染，是抗生素治疗的确定指征。一般首先予经验性用药，宜采用广谱抗生素，且主张联合用药。待细菌培养，明确病原菌及药敏后，尽早采用针对性用药。

（5）严密观察病情变化：观察期间要注意病情演变，综合分析，特别是对病因未明的急性腹痛患者，严密观察是极为重要的护理措施。观察内容包括：①意识状态及生命体征；②腹痛部位、性质、程度、范围，以及腹膜刺激征的变化和胃肠功能状态（饮食、呕吐、腹胀、排便、肠蠕动、肠鸣音等）；③全身情况及重要脏器功能变化；④腹腔异常，如腹腔积气、积液，肝浊音界变化和移动性浊音；⑤新的症状与体征出现等。

（6）对症处理：如腹痛病因明确者，遵医嘱及时给予解痉镇痛药物。但使用止痛药物后应严密观察腹痛等病情变化，病因未明时禁用镇痛剂。高热者可给予物理降温或药物降温。

（7）卧床休息：尽可能为患者提供舒适体位。一般状况良好或病情允许时宜取半卧位或斜坡卧位。注意经常更换体位，防止压疮等并发症。

（8）稳定患者情绪，做好心理护理：急性腹痛往往给患者造成较大的恐惧。因此，应注意对患者及其家属做好解释安慰工作，对患者的主诉采取同情性倾听，减轻焦虑，降低患者的不适感。

（9）术前准备：对危重患者应在不影响诊疗前提下尽早做好必要的术前准备，一旦治疗过程中出现手术指征，立刻完善术前准备，送入手术室。

第六节　高血糖症与低血糖症

糖尿病（diabetes mellitus，DM）是一组由多病因引起的以慢性高血糖为特征的代谢性疾病，是由于胰岛素分泌和（或）作用缺陷所引起。典型的症状为"三多一少"，即多尿、多饮、多食及体重减轻。长期代谢紊乱可引起多系统及器官的功能减退及衰竭，成为致死或致残的主要原因；病情严重或应激时，可发生急性严重代谢紊乱，如糖尿病酮症酸中毒、高血糖高渗状态、低血糖症等。

一、高血糖症

（一）糖尿病酮症酸中毒

糖尿病酮症酸中毒（DKA）是由于体内胰岛素活性重度缺乏及升糖激素不适当增高，引起糖、脂肪和蛋白质代谢紊乱，以致水、电解质和酸碱平衡失调，出现高血糖、酮症、代谢性酸中毒和脱水为主要表现的临床综合征。DKA是糖尿病的急性并发症，也是内科常见的危象之一。

1. 病因与发病机制　1型糖尿病患者有自发DKA倾向，DKA也是1型糖尿病患者死亡的主要原因之一。2型糖尿病患者在一定诱因作用下也可发生DKA。最常见的诱因为感染，其他包括胰岛素突然治疗中断或不适当减量、饮食不当、创伤、手术、妊娠和分娩、脑卒中、心肌梗死、精神刺激等，但有时可无明显诱因。

胰岛素活性的重度或绝对缺乏和升糖激素过多（如胰高血糖素、儿茶酚胺类、皮质醇和生长激素）是DKA发病的主要原因。胰岛素缺乏和胰高血糖素升高是DKA发展的基本因素。糖、脂肪、蛋白质三大营养物质代谢紊乱，血糖升高，脂肪分解加速，大量脂肪酸在肝脏组织经β氧化产生大量乙酰乙酸、β-羟丁酸和丙酮，三者统称为酮体。当酮体超过机体的氧化能力时，血中酮体升高并从尿中排出，形成糖尿病酮症。乙酰乙酸、β-羟丁酸为较强有机酸，大量消耗体内储备碱，当代谢紊乱进一步加剧，超过机体酸碱平衡的调节能力时，即发生代谢性酸中毒。出现意识障碍时则为糖尿病酮症酸中毒昏迷。主要病理生理改变包括酸中毒、严重脱水、电解质平衡紊乱、周围循环衰竭、肾衰竭和中枢神经系统功能障碍。

2. 病情评估与判断

（1）病情评估

1）病史及诱发因素：评估患者有无糖尿病病史或家族史，有时患者可能不清楚是否患有糖尿病。1 型糖尿病患者有自发 DKA 倾向，2 型糖尿病患者在某些诱因作用下也可发生 DKA，如感染、降糖药物应用不规范、胰岛素抗药性、拮抗激素分泌过多、应激状态、饮食失调或胃肠疾患、妊娠和分娩、糖尿病未控制或病情加重等，但亦可无明显诱因。

2）临床表现：早期糖尿病原有"三多一少"症状加重，酸中毒失代偿后，患者出现四肢乏力、口干、食欲不佳、恶心、呕吐，伴头痛、烦躁、嗜睡等症状，呼吸深快，呼气中有烂苹果味。随着病情的迅速发展，出现严重失水、皮肤干燥且弹性差、眼眶下陷、尿量减少、心率加快、脉搏细速、四肢发冷、血压下降。晚期各种反应迟钝，甚至消失，患者出现不同程度的意识障碍，最终导致昏迷。少数患者临床表现为腹痛，似急腹症。

3）辅助检查。①尿：尿糖、尿酮体均呈阳性或强阳性，可有蛋白尿及管型尿。②血：血糖明显升高，多数为 16.7～33.3mmol/L，超过 33.3mmol/L 时常伴有高渗状态或肾功能障碍；血酮体定量检查多在 4.8mmol/L 以上；CO_2CP 降低；酸中毒失代偿后动脉血 pH 值下降。

（2）病情判断：当尿酮体阳性，同时血糖增高、血 pH 值降低者，无论有无糖尿病史均高度怀疑 DKA。

根据酸中毒的程度，DKA 分为轻、中、重度。轻度是指仅有酮症而无酸中毒，即糖尿病酮症；中度指除酮症外，伴有轻度至中度的酸中毒，即 DKA；重度是指酸中毒伴随意识障碍，即 DKA 昏迷，或无意识障碍，但二氧化碳结合力低于 10mmol/L。

3. 救治与护理

（1）救治原则：DKA 一旦明确诊断，应及时给予相应急救处理。①尽快补液以恢复血容量、纠正失水状态，是抢救 DKA 的首要措施；②给予胰岛素，降低血糖；③纠正电解质及酸碱平衡失调；④积极寻找和消除诱因，防治并发症，降低病死率，包括防治感染、脑水肿、心力衰竭、急性肾衰竭等。

（2）护理措施

1）即刻护理措施：保持呼吸道通畅，防止误吸，必要时建立人工气道。如有低氧血症伴呼吸困难，给予吸氧 3～4L/min。立即查验血糖、留尿标本，建立静脉通路，立即开放两条以上静脉通道补液。采取动脉血标本行血气分析，及时送检血、尿等相关检查标本。

2）补液：对抢救 DKA 患者十分关键，补液治疗不仅能纠正失水，快速恢复肾灌注，还有利于降低血糖、排出酮体。通常先补充生理盐水。补液量和速度的管理非常重要，DKA 失水量可超过体重的 10%，可根据患者的体重和失水程度来估算。如患者无心力衰竭，开始时补液速度较快，在 2h 内输入 0.9%氯化钠 1000～2000mL，以尽快补充血容量，改善周围循环和肾功能。然后，根据血压、心率、每小时尿量、周围循环情况及有无发热、呕吐、腹泻等决定补液量和速度，老年患者及有心肾疾病患者，必要时监测中心静脉压，以便调节输液速度和量。第 2～6h 输液 1000～2000mL。第一个 24h 输液量总量一般为 4000～6000mL，严重失水者可达 6000～8000mL。如治疗前已有低血压或休克，快速输液不能有效升高血压，应按医嘱输入胶体溶液并采取其他抗休克措施。补液途径以静脉为主，胃肠道补液为辅，鼓励清醒患者多饮水，昏迷患者可通过胃管补液，但不宜用于有呕吐、胃肠胀气或上消化道出血者。

3）胰岛素治疗：目前均采用小剂量（短效）胰岛素治疗方案，即每小时给予每千克体重 0.1U 胰岛素，以便血糖快速平稳下降而又不发生低血糖，同时抑制脂肪分解和酮体生成，通常将短效胰岛素加入生理盐水持续静脉滴注。血糖下降速度一般以每小时下降 3.9～6.1mmol/L（70～110mg/dL）为宜，每 1～2h 复查血糖，若 2h 后血糖下降不理想或反而升高，且脱水已基本纠正，提示患者对胰岛素敏感性较低，胰岛素剂量可加倍。当血糖降至 13.9mmol/L 时，可按医嘱开始输入 5%葡萄糖溶液，按比例加入短效胰岛素，此时仍需每 4～6h 复查血糖，调节输液中胰岛素比例。患者尿酮体消失后，可根据其血糖、进食情况等调节胰岛素剂量或改为每 4～6h 皮下注射一次胰岛素，使血糖水平稳定在较安全的范围内。病情稳定后过渡到胰岛素常规皮下注射。

4）纠正电解质及酸碱平衡失调：轻、中度 DKA 经输液和胰岛素治疗后，酮体水平下降，酸中毒随代谢紊乱的纠正而恢复，一般不必补碱。血 pH 值≤7.1 的严重酸中毒影响心血管、呼吸和神经系统功能，应给予相应治疗，但补碱不宜过多、过快，以防诱发或加重脑水肿、血钾下降和反跳性碱中毒等。应采用小剂量等渗碳酸氢钠（1.25%～1.4%）溶液静脉输入，补碱的同时应监测动脉血气情况。

DKA 患者有不同程度失钾，治疗前的血钾水平不能真实反映体内缺钾程度，补钾的时间、速度和量应根据血钾水平和尿量来制订：①治疗前血钾低于正常，立即开始补钾；②血钾正常、尿量＞40mL/h，也立即开始补钾；③血钾高于正常或无尿时，暂缓补钾。在治疗过程中须定时监测心电、血钾和尿量，调整补钾量及速度，病情恢复后仍需继续口服钾盐数天。对于治疗前血钾正常、偏低或因少尿升高的患者，警惕治疗后可出现低血钾，严重者可发生心律失常；血钠、血氯可降低，血尿素氮和肌酐增高。

5）严密观察病情：在抢救患者的过程中需注意治疗措施之间的协调，重视病情观察，防治并发症，尤其是脑水肿和肾衰竭等，以维持重要脏器功能。①生命体征的观察：严重酸中毒可使外周血管扩张，导致低体温和低血压，并降低机体对胰岛素的敏感性，故应严密监测患者体温、血压的变化，及时采取措施。②心律失常、心力衰竭的观察：血钾过低、过高均可引起严重心律失常，应密切观察患者心电监护情况，尽早发现，及时治疗。年老或合并冠状动脉病（尤其是心肌梗死）、补液过多可导致心力衰竭和肺水肿，应注意预防，一旦出现患者咳嗽、呼吸困难、烦躁不安、脉搏加快，特别是在昏迷好转时出现上述表现，提示输液过量的可能，应立即减慢输液速度，并立即报告医生，遵医嘱给予及时处理。③脑水肿的观察：脑水肿是 DKA 最严重的并发症，病死率高，可能与补碱不当、长期脑缺氧和血糖下降过快、补液过多等因素有关，需密切观察患者意识状态、瞳孔大小以及对光反射。如 DKA 患者经治疗后血糖下降、酸中毒改善，但昏迷反而加重，或患者虽然一度清醒，但出现烦躁、心率快等，要警惕脑水肿的可能。④尿量的观察：密切观察患者尿量的变化，准确记录 24h 液体出入量。DKA 时，失水、休克或原来已有肾脏病变等，均可引起急性肾衰竭，肾衰竭是本症主要死亡原因之一，要注意预防。尿量是衡量患者失水状态和肾功能的简明指标，如尿量＜30mL/h 时，应及时通知医生，给予积极处理。

6）积极处理诱因，预防感染，遵医嘱应用抗生素。

7）其他：及时采血、留取尿标本，监测尿糖、尿酮、电解质及血气分析等结果。加强基础护理，昏迷患者应勤翻身，做好口腔和会阴护理，防止压疮和继发性感染的发生。

（二）高血糖高渗状态

高血糖高渗状态（hyperosmolar hyperglycemic state，HHS），也称为糖尿病高渗性非酮症昏迷，是糖尿病急性代谢紊乱的另一类型，临床以严重高血糖、无明显酮症酸中毒、血浆渗透压明显升高、不同程度的意识障碍和脱水为特点。多见于老年 2 型糖尿病患者，约 2/3 的患者发病前无糖尿病病史或糖尿病症状较轻。

1. 病因与发病机制 最初表现常被忽视，诱因为引起血糖增高和脱水的因素，急性感染、外伤、手术、脑血管意外、水摄入不足或失水、透析治疗、静脉高营养疗法以及使用糖皮质激素、免疫抑制剂、利尿药、甘露醇等药物，有时在病程早期因未确诊糖尿病而输入大量葡萄糖液或因口渴而摄入大量含糖饮料可诱发本病。

HHS 的发病机制复杂，未完全阐明。各种诱因下，升糖激素分泌增加，进一步抑制胰岛素的分泌，加重胰岛素抵抗，糖代谢紊乱加重，血糖升高，导致渗透性利尿，大量失水，失水多于失盐，血容量减少，血液浓缩，渗透压升高，导致细胞内脱水和电解质紊乱，脑细胞脱水和损害导致脑细胞功能减退，引起意识障碍甚至昏迷。

2. 病情评估与判断

（1）病情评估

1）健康史：评估有无糖尿病病史及诱发 HHS 诱因，如应激、摄水不足、失水过多、高糖摄入、使用易诱发的药物等。

2）临床表现：本病起病缓慢，可从数日到数周，主要表现为多尿、多饮，有食欲减退或不明显的多食。随着病程进展，出现严重的脱水和神经系统症状和体征。脱水表现为皮肤干燥和弹性减退，眼球凹陷、唇舌干裂、脉搏快而弱，卧位时颈静脉充盈不良，直立位时血压下降。神经系统表现为反应迟钝、烦躁或淡漠、抽搐、嗜睡、渐陷入昏迷。患者晚期尿少甚至尿闭。

3）辅助检查：血糖达到或超过 33.3mmol/L（一般为 33.3～66.6mmol/L），尿糖强阳性，尿酮体阴性或弱阳性，血浆渗透压达到或超过 320mOsm/L，动脉血气分析显示 pH 值≥7.30 或血 HCO_3^- 浓度≥15mmol/L。

（2）病情判断：对于昏迷的老年人，脱水伴有尿糖或高血糖，特别是有糖尿病史并使用过利尿药、糖皮质激素、苯妥英钠或普萘洛尔者，应高度警惕发生高血糖高渗状态的可能。一旦发生，即应视为危重症。

出现以下表现者提示预后不良：①昏迷持续 48h 尚未恢复；②血浆高渗透状态于 48h 内未能纠正；③昏迷伴癫痫样抽搐和病理反射征阳性；④血肌酐和尿素氮持续增高不降低；⑤合并革兰阴性菌感染；⑥出现横纹肌溶解或肌酸激酶升高。

3. 救治与护理

（1）救治原则：HHS 需给予紧急处理，有条件应尽快收住重症监护室。处理原则为：尽快补液以恢复血容量、纠正失水状态及高渗状态，降低血糖，同时积极寻找和消除诱因，防治并发症，降低病死率。

（2）护理措施

1）即刻护理措施：立即给予吸氧，保持呼吸道通畅。建立 2～3 条静脉通路予以补液。遵医嘱采集血、尿标本进行急诊相关检查。

2）补液：HHS 失水比 DKA 更严重，失水量多在发病前体液的 1/4 或体重的 1/8 以上，应积极谨慎补液以恢复血容量，纠正高渗和脱水状态。目前多主张先静脉输入等渗盐水（0.9%氯化钠），以便较快扩张微循环而补充血容量，迅速纠正低血压。若血容量恢复，血压上升而渗透压和血钠仍不下降时，应注意按医嘱改用低渗氯化钠溶液（0.45%氯化钠）。补液的速度宜先快后慢，最初 12h 补液量为失液总量的 1/2，其余在 24～36h 内补入，并加上当日的尿量。视病情可给予经胃肠道补液。

3）胰岛素治疗与护理：宜应用小剂量短效胰岛素。大剂量胰岛素因使血糖降低过快而易产生低血糖、低血钾和促发脑水肿，故不宜使用。高血糖是维持血容量的重要因素，因此监测血糖尤为重要，当血糖降至 16.7mmol/L 时，开始输入 5%葡萄糖液并在每 2～4g 糖中加入 1U 胰岛素，当血糖降至 13.9mmol/L，血浆渗透压≤330mmol/L 时，应及时报告医生，按医嘱停用或减少胰岛素。

4）严密观察病情，与糖尿病酮症酸中毒的病情观察基本相同。此外，仍需注意以下情况：①补液量过多、过快时，可能发生肺水肿等并发症；②补充大量低渗溶液，有发生溶血、脑水肿及低血容量休克的危险，应随时注意观察患者的呼吸、脉搏、血压、神志、尿量和尿色情况。一旦发现尿液呈粉红色，为发生溶血，立即停止输入低渗液体，报告医生，遵医嘱给予对症处理。

5）基础护理：患者绝对卧床休息，注意保暖。昏迷者应保持气道通畅，保持皮肤清洁，预防压疮和继发性感染。

二、低血糖症

低血糖症是由多种原因引起的以静脉血浆葡萄糖（简称"血糖"）浓度低于正常值状态，临床以交感神经兴奋和脑细胞缺糖为主要特点的综合征。一般以静脉血浆葡萄糖浓度低于 2.8mmol/L 作为低血糖症的标准。糖尿病患者在药物治疗过程中发生血糖过低现象，血糖水平≤3.9mmol/L 就属于低血糖范畴。当血糖降低时，出现交感神经兴奋的症状，持续严重的低血糖将导致患者昏迷，可造成永久性的脑损伤，甚至死亡。

1. 病因与发病机制 低血糖症是多种原因所致的临床综合征，按病因不同，可分为器质性及功能性；按照低血糖的发生与进食的关系，分为空腹低血糖和餐后低血糖两种临床类型。空腹低血糖常见于使用胰岛素治疗、口服磺脲类药物、高胰岛素血症、胰岛素瘤、重症疾病（肝衰竭、心力衰竭、肾衰竭等）、升糖激素缺乏（皮质醇、生长激素、胰高糖素等）等；餐后低血糖常见于 2 型糖尿病患者初期餐后胰岛素分泌高峰延迟、碳水化合物代谢酶的先天性缺乏、倾倒综合征、肠外营养治疗等。

人体内血糖的正常维持有赖于消化道、肝脏、肾脏及内分泌腺体等多器官功能的协调一致。人体通过神经-体液调节机制来维持血糖的稳定。其主要的生理意义在于保证对脑细胞的供能，脑细胞所需的能量几乎完全直接来自葡萄糖，而且本身没有糖原储备。当血糖降到 2.8～3.0mmol/L 时，体内胰岛素分泌减少，而升糖激素如肾上腺素、胰升糖素、皮质醇分泌增加，肝糖原产生增加，糖利用减少，引起交感神经兴奋，大量儿茶酚胺释放。当血糖降到 2.5～2.8mmol/L 时，由于能量供应不足使大脑皮质功能抑制，皮质下功能异常。

2. 病情评估与判断

（1）病情评估

1）健康史：评估有无糖尿病病史及诱发低血糖的病因，如进食和应用降糖药物等因素。

2）临床表现：低血糖症常呈发作性，发作时间及频率随病因不同而有所差异。其临床表现可归纳为中枢神经低血糖症状和交感神经兴奋两组症状。

交感神经过度兴奋症状：表现为心悸、面色苍白、出汗、颤抖、饥饿、焦虑、紧张、软弱无力、流涎、四肢冰凉、震颤、血压轻度升高等。糖尿病患者由于血糖快速下降，即使血糖高于 2.8mmol/L，也可出现明显的交感神经兴奋症状，称为"低血糖反应"。

中枢神经系统症状：主要为脑功能障碍症状，是大脑缺乏足量葡萄糖供应时功能失调的一系列表现。表现为注意力不集中、思维和语言迟钝、头晕、视物不清等。大脑皮质下受抑制时可出现骚动不安，甚而强直性惊厥、锥体束征阳性。波及延髓时进入昏迷状态，各种反射消失。如果低血糖持续得不到纠正，常不易逆转甚至死亡。

部分患者虽然低血糖但无明显症状，往往不被觉察，极易进展成严重低血糖症，陷于昏迷或惊厥称为未察觉低血糖症。

低血糖时临床表现的严重程度取决于：①低血糖的程度；②低血糖发生的速度及持续时间；③机体对低血糖的反应性；④年龄。

3）辅助检查：血糖测定多低于 2.8mmol/L，但长期高血糖的糖尿病患者血糖突然下降时，虽然血糖高于此水平，仍会出现低血糖反应的症状。

（2）病情判断：可依据 Whipple 三联征确定低血糖。①低血糖症状；②发作时血糖低于正常值（如 2.8mmol/L）；③供糖后低血糖症状迅速缓解。根据血糖水平，低血糖症可分为轻、中、重度，血糖<2.8mmol/L 为轻度低血糖，血糖<2.2mmol/L 为中度低血糖，血糖<1.11mmol/L 为重度低血糖。

3. 救治与护理

（1）救治原则：救治原则为及时识别低血糖症、迅速升高血糖、去除病因和预防再发生低血糖。

1）紧急复苏：遇有昏迷、心率加快者立即采取相应复苏措施。立即测定血糖，遵医嘱进行其他相关检查。

2）升高血糖：根据病情口服含糖溶液或静脉注射 50% 葡萄糖，必要时遵医嘱采用抑制胰岛素分泌的药物治疗。

3）去除病因：及早查明病因，积极治疗原发病。

（2）护理措施

1）即刻护理措施：立即检测血糖水平。对意识模糊者，应注意开放气道，保持呼吸道通畅。必要时，给予氧气吸入。

2）补充葡萄糖：意识清楚者，口服含 15～20g 糖的糖水、含糖饮料，或进食糖果、饼干、面包、馒头等即可缓解。15min 后监测若血糖仍≤3.9mmol/L，再给予 15g 葡萄糖口服。重者和疑似低血糖昏迷的患者，应及时测定毛细血管血糖，甚至无需血糖结果，及时给予 50% 葡萄糖液 20mL 静脉注射，15min 后若血糖仍≤3.9mmol/L，继以 50% 葡萄糖液 60mL 静脉注射，也可给予 5% 或 10% 的葡萄糖液静脉滴注，必要时可遵医嘱加用氢化可的松和（或）胰高糖素肌内或静脉注射。神志不清者，切忌喂食以避免呼吸道窒息。昏迷患者清醒后，或血糖仍≥3.9mmol/L，但距离下次就餐时间在 1h 以上，给予含淀粉或蛋白质食物，以防再次昏迷。

3）严密观察病情：严密观察生命体征、神志变化、心电图、尿量等。定时监测血糖。意识恢复后，继续监测血糖至少 24～48h，同时注意低血糖症诱发的心、脑血管意外事件，要注意观察是否有出汗、嗜睡、意识模糊等再度低血糖状态，以便及时处理。

4）加强护理：意识模糊患者按昏迷常规护理。抽搐者除补充葡萄糖外，按医嘱可酌情使用适量镇静剂，注意保护患者，防止外伤。

5）健康教育：低血糖症纠正后，对患者及时地实施糖尿病教育，指导糖尿病患者合理饮食、进餐和自我检测血糖的方法，让患者知晓在胰岛素和口服降糖药治疗过程中可能会发生低血糖，指导患者携带糖尿病急救卡，对于儿童或老年患者的家属也要进行相关的培训，教会患者及其亲属识别低血糖的早期表现和自救方法。

第七节　脑卒中

脑卒中是指由于急性脑循环障碍所致的局限或全面脑功能缺损综合征，分为缺血性脑卒中和出血性脑卒中。缺血性脑卒中（IS），又称脑梗死（CI），是指各种原因所致的脑部血液供应障碍，导致局部脑组织缺血、缺氧性坏死，出现相应神经功能缺损的一类临床综合征，是最常见的脑卒中类型，占全部脑卒中的 60%～80%。按病理机制可将脑梗死分为脑血栓形成、脑栓塞和腔隙性脑梗死。其中，脑血栓形成和脑栓塞是急诊科常见的脑血管急症。出血性脑卒中，也称脑出血（ICH），是指非外伤性脑实质内出血，占全部脑卒中的 20%～40%，根据出血部位不同可分为脑出血和蛛网膜下隙出血。

一、病因与发病机制

脑卒中的危险因素包括高血压、细菌性心内膜炎、高脂血症、糖尿病、吸烟、口服避孕药和房颤等。脑血栓形成的常见病因是动脉粥样硬化和动脉炎。脑栓塞按栓子来源不同可分为心源性、非心源性和来源不明 3 类，其中 60%～75% 的栓子为心源性，如心房纤颤时附壁血栓脱落形成的栓子、心肌梗死形成的附壁血栓、心脏外科手术体外循环产生的栓子等。脑梗死最常见病因为脑动脉粥样硬化，其次为脑动脉炎、高血压、糖尿病和血脂异常等。80% 以上的脑出血是由高血压性脑内细小动脉病变引起，其他病因有动-静脉血管畸形、脑动脉瘤、血液病、抗凝或溶栓治疗等。蛛网膜下隙出血的常见病因是颅内动脉瘤。

二、病情评估与判断

（一）初步评估

分诊护士对于疑似脑卒中的患者必须立即进行迅速评估和分诊，评估时可使用脑卒中量表，如美国辛辛那提院前脑卒中量表（CPSS），其中出现 CPSS 中的 1 个异常结果，表示脑卒中的概率为 72%。如果出现所有 3 个异常结果，则表示脑卒中的概率大于 85%。

（二）脑卒中严重程度评估

脑卒中严重程度的评估可以使用美国国立卫生研究院脑卒中量表（NIHSS）（表 3.3）。NIHSS 用于评估有反应的脑卒中患者，是目前世界上较为通用的、简明易行的脑卒中评价指标，根据详细的神经学检查，有效测量脑卒中的严重程度。

表 3.3　美国国立卫生研究院卒中量表（NIHSS）

项目	评分标准（UN=无法检测）
1a.意识水平	0=清醒；1=嗜睡；2=昏睡；3=昏迷
1b.意识水平提问（月份，年龄）	0=均正确；1=1 项正确，构音障碍/气管插管/语文障碍；2=均不正确或失语
1c.意识水平指令（握手，闭眼）	0=均正确；1=一项正确；2=均不正确
2.凝视	0=正常；1=部分凝视麻痹；2=被动凝视或完全凝视麻痹
3.视野	0=正常；1=部分偏盲；2=完全偏盲；3=双侧偏盲、双盲，包括皮质盲
4.面瘫	0=正常；1=轻瘫；2=部分（面下部区域）；3=完全（单或双侧）
5.上肢运动（两侧分开计分）	0=上举 90° 或 45° 能坚持 10s；1=上举 90° 或 45° 但不能坚持 10s；2=上举不能达 90° 或 45° 就下落；3=不能抵抗重力，立刻下落；4=无运动；UN=截肢或关节融合
6.下肢运动（两侧分开计分）	0=抬起 30° 能坚持 5s；1=抬起 30° 但 5s 末下落；2=5s 内下落；3=立刻下落；4=无运动；UN=截肢或关节整合
7.肢体运动（两侧分开计分）	0=无共济失调；1=一侧有；2=两侧均有；9=麻痹、截肢或关节融合
8.感觉	0=正常；1=轻至中度感觉缺失；2=重度到完全缺失，四肢瘫痪，昏迷无反应
9.语言	0=正常；1=轻至中度失语；2=严重失语；3=哑或完全失语，昏迷无反应
10.构音障碍	0=正常；1=轻至中度，能被理解，但有困难；2=哑或严重构音障碍；UN=气管插管/无法检测
11.消退和不注意（以前为忽视）	0=正常；1=视/触/听/空间/个人忽视，或对双侧刺激消失；2=严重的偏身忽视或一种以上的忽视

注：①评分范围为 0～42 分，分数越高，神经受损越严重。分级如下：0～1 分，正常或近乎正常；1～4 分，轻度脑卒中/小卒中；5～15 分，中度脑卒中；15～20 分，中至重度脑卒中；21～42 分，重度脑卒中。②基线评估 >16 分的患者很有可能死亡，<6 分者很有可能恢复良好；每增加 1 分，预后良好的可能性降低 17%。

脑干和小脑大量出血的患者病情较危重。脑干出血尤其是脑桥出血预后很差，多可在 48h 内死亡。小脑大量出血病情进展迅速，因血肿压迫脑干发生枕骨大孔疝而死亡。

（三）临床表现

脑卒中的患者可有如下症状和体征：①原因不明的突发剧烈头痛；②眩晕、失去平衡或协调性；③恶心、呕吐；④一侧脸部、手臂或腿突然乏力或麻木；⑤不同程度的意识障碍；⑥双侧瞳孔不等大；⑦说话或理解有困难；⑧偏瘫；⑨吞咽困难或流涎等。

（四）判断

由于出血性脑卒中和缺血性脑卒中在治疗上有显著的不同，出血性卒中的患者禁忌给予抗凝和纤溶治疗，而缺血性脑卒中在症状出现后 3h 内可以提供静脉溶栓疗法，应注意早期识别脑卒中，并对出血性和缺血性脑卒中进行鉴别。

三、救治与护理

（一）救治原则

急诊总体救治原则是保持呼吸道通畅，维持生命体征，减轻和控制颅脑损伤，预防与治疗各种并发症，并尽可能地提高患者的康复率与生存质量，防止复发。

1. 具体救治原则　①出血性脑卒中救治原则：安静卧床，保持呼吸道通畅，脱水降颅压，调整血压，防治继续出血，加强护理防治并发症。当病情严重致颅内压过高，内科保守治疗效果不佳时，应及时进行外科手术治疗。②缺血性脑卒中救治原则：脑血栓形成的急诊处理包括维持生命体征、处理并发症和溶栓、抗凝治疗等。

2. 溶栓治疗　急性期早期溶栓治疗可以降低死亡率、致残率，保护神经功能。

（1）静脉溶栓治疗

1）适应证：①年龄 18～80 岁；②临床确诊为缺血性卒中，神经功能障碍明显；③症状开始出现至静脉溶栓干预开始时间＜4.5h；④脑 CT 等影像学检查已排除脑出血；⑤患者或其家属已签署知情同意书。

2）禁忌证：①脑 CT 证实颅内出血；②近 3 个月内有颅内手术、脑卒中或脑外伤史，3 周内有胃肠道或泌尿系统出血史，2 周内有外科手术史，1 周内有腰穿或动脉穿刺史；③有出血或明显出血倾向者；④血糖＜2.7mmol/L，血压≥180/110mmHg；⑤CT 显示低密度＞1/3 大脑中动脉供血区。

3）并发症：梗死灶继发性出血或身体其他部位出血。

（2）动脉溶栓治疗：对大脑中动脉等大动脉闭塞引起的严重卒中患者，可在 DSA 直视下进行动脉溶栓治疗。动脉溶栓的适应证、禁忌证和并发症与静脉溶栓基本相同。

3. 抗血小板治疗　未行溶栓的急性脑梗死患者可在 48h 之内应用抗血小板聚集剂，如阿司匹林和氯吡格雷，降低死亡率与复发率。但在溶栓后 24h 内不应使用。

4. 抗凝治疗　主要包括肝素、低分子肝素和华法林。一般不推荐急性缺血性卒中后应用。

5. 神经保护治疗　脑保护剂包括自由基清除剂、阿片受体阻滞剂、钙通道阻滞药等，可降低脑代谢、减轻缺血性脑损伤。此外，早期应用头部或全身亚低温治疗也可降低脑代谢和脑耗氧量，减轻神经元损伤。

6. 对症治疗　维持生命体征和处理高血压、高血糖、脑水肿等并发症。

（二）护理措施

1. 即刻护理措施 ①立即给予患者卧床，避免情绪激动；床头可抬高30°，减轻脑水肿。②保持呼吸道通畅，给氧，及时清除口腔内分泌物和呕吐物，舌后坠者予以口咽通气道协助通气，必要时做好气管插管或气管切开的准备。③心电监护，密切观察患者的生命体征、意识、瞳孔及肢体的变化，评估是否有意识障碍加重、血压升高、瞳孔不等大、呕吐等再出血及颅内压增高表现，是否并发心肌梗死或心律失常。④建立静脉通路，遵医嘱准确给药及正确留取血液标本进行血常规、出凝血时间、血糖等检查。⑤对烦躁不安者，予以床栏，必要时给予保护性约束，防止坠床。⑥迅速协助完成神经病学检查、12导联心电图和脑CT扫描。

2. 降低颅内压 遵医嘱应用脱水药，通常使用20%甘露醇、呋塞米等药物。20%甘露醇为高渗性液体，应选择粗大的上肢静脉输注，保证在15～30min内滴完，并注意保护血管及局部组织，防止外渗。密切观察瞳孔、血压、尿量的变化，监测肾功能和血液电解质浓度，动态评估用药效果及药物不良反应。

3. 调整血压 急性期血压升高是对颅内压升高的一种代偿反应，一般无须紧急处理，但过高的血压增加再出血的风险。一般来说，当收缩压>200mmHg，或平均动脉压>150mmHg时，应积极控制血压；遵医嘱静脉应用降压药物时，需使用输液泵严格控制给药速度，加强血压监测，并随时根据血压调整滴速，以免血压下降过快导致脑低灌注。此外，血压升高也可因躁动、气道梗阻、膀胱充盈等因素引起，须注意去除这些诱因。

4. 溶栓治疗的护理 严格按医嘱剂量给药，密切观察患者有无出血倾向，如头痛、呕吐、意识障碍加重等脑出血症状，以及牙龈、皮肤黏膜、穿刺部位、消化道出血征象，遵医嘱复查凝血时间、头部CT，评价溶栓效果及病情变化。

5. 并发症护理 ①高血糖，当血糖>10mmol/L时，应遵医嘱予以胰岛素治疗，将血糖控制在7.8～10mmol/L，注意监测血糖，避免低血糖；②心脏损伤：动态心电监测，随时做好检查心肌损伤标志物的准备，及时发现和治疗心脏损伤；③上消化道出血：密切观察患者有无消化道出血征象，遵医嘱给予预防性措施。

6. 物理降温 出血性脑卒中急性期发热较多见，降低体温，使脑代谢率降低、耗氧量减少，有利于保护脑细胞和减轻脑水肿。可用头枕冰袋、冰帽、冰毯行物理降温，最好使体温保持在32～36℃。

7. 加强基础护理 昏迷患者应及时清除其口腔和气管内分泌物，防止反流、误吸等，采取翻身、叩背等排痰措施，加强口腔护理，预防肺部感染。加强皮肤护理，预防压疮。保持肢体功能位置。做好尿管和会阴护理，防止尿路感染。

8. 做好术前准备及转运护理 当病情危重致颅内压过高，内科保守治疗效果不佳时，及时完善外科手术治疗的准备。需住院治疗的患者，应做好入院转运前的各项准备工作，保障转运途中患者安全，按要求做好交接工作。

第八节 急性肝衰竭

一、定义

急性肝衰竭（AHF）也称暴发性肝衰竭（FHF）是指在短时间内（一般不超过4周）出现黄疸至发生肝性脑病（肝昏迷）等严重临床综合征，且过去无肝病史者。其病因和机制复杂，预后凶险，病死率高。最常见的病因是病毒性肝炎，脑水肿是最主要的致死原因。除少数中毒引起者可用解毒药外，目前无特效疗法。原位肝移植是目前最有效的治疗方法，生物人工肝支持系统和肝细胞移植治疗急性肝衰竭处于研究的早期阶段。

二、病因与发病机制

1. 病因　引起 AHF 的病因较多，包括以下几个方面。

（1）病毒：引起肝脏炎症，造成各种程度的肝细胞坏死及急性肝衰竭。常见的病毒包括甲型肝炎病毒（HAV）、乙型肝炎病毒（HBV）和戊型肝炎病毒（HEV）。在我国，HBV 是引起急性肝衰竭最常见的原因，占 66%～82%。

（2）药物：是引起 AHF 的常见病因，大部分药物在肝内经过生物转化而清除。肝脏的损害可以改变药物的代谢、生物效应及不良反应，而药物本身及其代谢产物对肝脏也可造成损害。引起 AHF 常见的药物包括对乙酰氨基酚、苯妥英，吸入性麻醉剂如氟烷、二氯丙烷和非类固醇抗炎药等。

（3）妊娠。AHF 与妊娠相关的情况有两种：①病毒性肝炎引起；②妊娠脂肪肝，但不常见。

（4）严重创伤、休克和细菌感染：严重创伤、休克和感染合并微循环障碍、低血流灌注状态时，随着时间延长常导致 MSOF。严重的 MSOF 时，肝脏是容易受损的器官，早期支持肝脏功能的治疗有利于降低 MSOF 的病死率。

（5）其他：包括肝外伤、较大面积的肝切除、缺血性肝损害及淋巴结瘤，罕见的有急性肝豆状核变性（Wilson 病）及肝静脉阻塞综合征等。

2. 发病机制　肝衰竭的发病机制因病因不同而有较大的区别。

（1）病毒：作为始动因素，引起机体一系列免疫反应，抗原与抗体在肝脏网织内皮系统的强反应性免疫应答，导致大面积肝细胞坏死。在此情况下，作为内毒素主要解毒场所的库普弗细胞也受到损伤，来自肠道的内毒素本身及其诱导产生的肿瘤坏死因子（TNF）与病毒一起，又引起更多的肝细胞溶解和坏死。内毒素也可造成毛细胆管损伤，使胆汁引流量下降，胆汁淤积，损伤肝脏的排泄功能和清除能力。内毒素还可使肝细胞的细胞色素氧化酶 P450 活性下降，干扰及降低肝脏对药物的代谢与降解。

（2）对乙酰氨基酚：引起的 AHF 主要由于药量过大。药物的小部分可透过肝细胞的细胞色素 P450 系统，代谢成为具有对肝有高度毒性的活性物质。一般情况下，肝内的谷胱甘肽（GSH）能与这些活性物质结合而解毒。超量用药可使肝内 GSH 耗竭，其代谢产物能与肝内大分子结合，造成肝细胞的损害。

（3）氟烷：在肝内通过还原反应可转化氯二氟乙烯（CDF）、氯三氟乙烯（CTF）和无机氟化合物，前两者均为自由基或含负氧离子的中间代谢产物，能与大分子结合并使膜脂质过氧化，造成肝细胞的坏死。

（4）严重外伤、休克或细菌感染：可通过缺血缺氧、内毒素、再灌注时的氧自由基损伤和单核巨噬细胞系统被激活后产生细胞因子，引起肝衰竭。急性胆管感染尤其容易造成肝脏损害。肝衰竭在 MSOF 的发生、发展中占有十分重要的地位。

三、主要临床表现与病情评估

1. 症状　AHF 的临床表现以起病急、黄疸迅速加深，在起病 2 周内出现不同程度的肝性脑病为特征。

（1）黄疸：AHF 的主要表现之一，出现早，常在无明显自觉症状时即被发现，而且很快加深，血清总胆红素每日可上升 17.1～34.2μmol/L，数天内即达 171μmol/L 以上。随着肝细胞的进行性大块坏死，患者迅速发生肝性脑病，甚至死亡。

（2）肝性脑病：在 AHF 出现早，也是常见的证候。肝性脑病的轻重程度分为 4 期（表 3.4）。

表 3.4　肝性脑病分期

精神神经障碍分级	精神意识特征	精神症状	脑电图
I	性格、行为改变，睡眠节律改变	扑翼样震颤（±） 病理反射（−） 生理反射存在	对称性 θ 慢波
II	定向力障碍，简单计数困难，语言障碍，书写缭乱	扑翼样震颤（＋） 病理反射（＋） 肌张力可增强 生理反射存在	对称性 θ 慢波
III	昏睡能唤醒，反应存在，易激动，烦躁不安	扑翼样震颤（＋） 病理反射（＋） 肌张力显著增强 生理反射存在	对称性 θ 慢波
IV	昏迷状态，不能唤醒，痛刺激有反应或无反应，阵发性抽搐，癫痫样发作，去脑或去皮质强直	扑翼样震颤（−） 病理反射（＋） 生理反射消失	极慢 δ 波

I 期（前驱期）：轻度性格改变和行为失常，例如，欣快激动或淡漠少言，衣冠不整或随地便溺。应答尚准确，但吐词不清且较缓慢，可有扑翼（击）样震颤，亦称肝震颤。即嘱患者双眼紧闭，两臂平伸，肘关节固定，手掌向背侧伸展，手指分开时，可见到手向外侧偏斜，掌指关节、腕关节甚至肘与肩关节的急促而不规则的扑翼样抖动。当患者手紧握医生的手 1min，医生能感到患者抖动。脑电图多数正常，此期历时数日或数周，有时症状不明显，易被忽视。

II 期（昏迷前期）：以意识错乱、睡眠障碍、行为失常为主。前一期的症状加重，定向力和理解力均减退，对时间、地点、人的概念混乱，不能完成简单的计算和智力构图（如搭积木、用火柴杆摆五角星等）。言语不清、书写障碍、举止反常也很常见。多有睡眠时间倒错，昼睡夜醒，甚至有幻觉、恐惧、狂躁，而被看作一般精神病。此期患者有明显的神经体征，如腱反射亢进、肌张力增高、踝痉挛及 Babinski 征阳性等。此期扑翼样震颤存在，脑电图有特征性异常。患者可出现不随意运动及运动失调。

III 期（昏睡期）：以昏睡和精神错乱为主，各种神经体征持续或加重，大部分时间患者呈昏睡状态，但可以唤醒。醒时尚可应答问话，但常有神志不清和幻觉。扑翼样震颤仍可引出。肌张力增加，四肢被动运动常有抗力。锥体束征常呈阳性，脑电图有异常波形。

IV 期（昏迷期）：神志完全丧失，不能唤醒。浅昏迷时，对痛刺激和不适体位尚有反应，腱反射和肌张力仍然亢进；由于患者不能合作，扑翼样震颤无法引出。深昏迷时，各种反射消失，肌张力降低，瞳孔常散大，可出现阵发性惊厥、踝阵挛和换气过度。脑电图明显异常。

（3）脑水肿：AHF 脑水肿均发生在 III～IV 度肝性脑病基础上，肝性脑病和脑水肿两者难区别。通过临床和病理对照，合并脑水肿的诊断标准包括：在昏迷基础上，程度迅速加深；频繁抽搐；呼吸不规则；瞳孔异常变化；血压持续升高；视盘水肿。具有以上 3 项并参考次要表现如肌张力显著增高、频繁呕吐、球结膜水肿等一般可做出诊断。早期诊断，避免患者发生脑疝，甚至死亡。组织学检查发现患者的脑白质结构疏松，神经细胞、胶质细胞、血管内皮细胞胞浆肿胀透明，脑小血管充血、瘀血，神经细胞核血管周围间隙水肿增宽，提示肝衰竭时，脑水肿性质属细胞毒性兼血管源性的脑水肿。

（4）肺水肿：AHF 时的肺水肿为非心源性，主要是肺毛细血管通透性增加造成，与呼吸窘迫综合征（ARDS）相似。组织学检查为肺间质水肿，毛细血管扩张充血，可见纤维蛋白微血栓，肺泡腔充塞水肿液，部分肺泡群塌陷不张，完全符合 ARDS 的病理特点。AHF 是肠血管活性肽等有害物质作用于肺循环，可能是本病肺水肿主要发病机制之一。

2. 临床分期　根据 AHF 的病情轻重分为 3 期。

（1）早期：血清总胆红素每日上升≥17μmol/L，凝血酶原活动度（PTA）≤40%或出现Ⅰ或Ⅱ期肝性脑病。

（2）中期：肝脏有缩小，肝性脑病Ⅱ期或以上，或 Pa≤30%。

（3）晚期：出现难治性并发症如Ⅱ期以上肝性脑病、脑水肿、脑疝、严重感染、Pa≤20%或难以纠正的电解质紊乱等。

四、诊断与救治

1. 诊断　诊断主要依赖病史、临床表现和实验室检查结果。诊断要点包括以下几点。

（1）患者的全身情况极差，高度乏力，显著厌食、恶心、呕吐、呃逆、明显腹胀、闷胀不适，黄疸在短期内进行性加重。

（2）出血倾向明显，性格改变，不同程度的意识障碍，肌张力增强，扑翼样震颤，并出现肝臭，肝浊音界进行性缩小，腹腔积液迅速出现。

（3）血清胆红素和转氨酶分离（胆酶分离），胆碱酯酶活性显著降低，PTA≤40%，血清胆固醇及胆固醇酯降低，血氨升高，血清 AST/ALT 比值增高，血浆支链氨基酸/芳香氨基酸比值下降（<1）等。目前广为接受的诊断标准为血清总胆红素>342μmol/L，并持续 5d 以上；AST>E 常值的 2 倍；PT>20s，且维生素 K 试验阳性或已出现肝性脑病。

近来有学者认为，AHF 不一定均发生肝性脑病，有的可出现假性肝性脑病；不能认为发生肝性脑病才是 AHF，而 AHF 的后期可发生肝性脑病，也可不出现肝性脑病。因此，肝性脑病并非 AHF 的必备条件；有学者主张 AHF 也可发生在慢性肝损害的基础上，特别是无症状的慢性肝损害者，AHF 可以是慢性肝损害的首发表现。因此，只要临床表现为突发性肝性脑病的肝病患者，就可以诊断为 AHF；判断 AHF 抑或慢性肝衰竭主要依据是肝衰竭发生的时间、性质和病理基础，而不是有无肝硬化。

2. 鉴别诊断　AHF 应与下列疾病相鉴别：全身性感染、胆管疾病、肝内胆汁淤积综合征、黄疸型病毒性肝炎、溶血性疾病、中毒型肝损伤、肝缺血缺氧、肝癌、精神障碍性疾病及其他。

（1）全身性感染：可有高动力循环状态表现，心输出量增加和外周血管阻力降低，组织灌注减少，存在氧代谢障碍；全身性感染出现脑水肿、肝功能损害、黄疸、凝血功能障碍，易误诊为 AHF。检查因子Ⅷ有鉴别意义，因子Ⅷ可在肝外合成，AHF 时可保持在正常水平，而在全身性感染时大量消耗而降低。

（2）胆管疾病：肝外胆管阻塞常为胆管结石、胆管肿瘤、胰腺肿瘤等所致。此类疾病常有发热、腹痛、肝大，黄疸进行性加深，如为胆结石引起的黄疸可呈波动性。一般肝功能损害较轻，ALT 上升幅度较小，但 ALP、γ-GT 升高明显。影像学检查可帮助诊断。

（3）肝内胆汁淤积综合征：特别是胆汁淤积性肝炎，黄疸可以很深，有时误诊为重型肝炎。肝内胆汁淤积综合征有"三分离"特点：黄疸深而消化道症状轻，黄疸深而血清转氨酶不很高，黄疸深而凝血酶原时间延长不明显。患者多有明显皮肤瘙痒和粪便色浅。血清 ALT 和 γ-GT 活性明显升高；肝性脑病、出血及腹腔积液少见。

（4）黄疸型病毒性肝炎：血清胆红素＞171μmol/L，甚至达到 500～600μmol/L，但患者的一般情况较好，全身乏力和消化道症状不很严重，出血倾向不明显，PTA＞40%。此类患者预后较好，不过也可进一步加重，发生肝衰竭。

（5）溶血性疾病：用伯氨喹等药物治疗疟疾时，可引起溶血性黄疸。蚕豆病是由于红细胞 6-磷酸葡萄糖脱氢酶（G-6-PD）缺乏所致，有遗传倾向，儿童多见。在服食蚕豆后数小时至数日，患者突然发生溶血，可出现昏迷、呕吐、黄疸和急性肾衰竭，易误诊为 AHF。但患者起病时有寒战、高热、贫血貌，可出现酱油色血红蛋白尿，外周血白细胞总数及中性粒细胞显著升高等可资鉴别。红细胞 G-6-PD 测定、谷胱甘肽稳定性试验及血液高铁血红蛋白还原试验可明确诊断。

（6）中毒型肝损伤：一些有毒物质有肝毒性作用，使肝脏发生脂肪变性或引起肝小叶中心性坏死，临床上有肝大、触痛、黄疸及肝功能损害。根据毒物接触史、无黄疸前期发热、ALT 升高显著，各型肝炎病毒标志阴性，可帮助鉴别，如急性乙醇中毒、毒蕈中毒等。

3. 救治措施 救治原则：加强支持治疗，预防和及时处理并发症，维持各脏器功能，为肝细胞再生赢得时间和条件。必要时行人工肝或肝脏移植治疗。

（1）内科综合治疗：目前，肝衰竭的内科治疗尚缺乏特效药物和手段。原则上强调早期诊断、早期治疗，针对不同病因采取相应的综合治疗措施，并积极防治各种并发症。

1）一般支持治疗：①卧床休息，减少体力消耗，减轻肝脏负担。②加强病情监护。③高糖、低脂、适量蛋白饮食；进食不足者，每日静脉补给足够的液体和维生素，保证每日 1500kcal 以上的热量。④积极纠正低蛋白血症，补充清蛋白或新鲜血浆，并酌情补充凝血因子。⑤注意纠正水、电解质及酸碱平衡紊乱，特别注意纠正低钠、低氯、低钾血症和碱中毒。⑥注意消毒隔离，加强口腔护理，预防医院内感染发生。

2）针对病因和发病机制的治疗。①针对病因治疗或特异性治疗：HBV-DNA 阳性的肝衰竭患者在知情同意的基础上可尽早酌情使用核苷类似物，如拉米夫定、阿德福韦酯、恩替卡韦等，但应注意后续治疗中病毒变异和停药后病情加重的可能。药物性肝衰竭：应首先停用可能导致肝损害的药物；对乙酰氨基酚中毒所致者，给予 N-乙酰半胱氨酸治疗，肝衰竭出现前口服活性炭，N-乙酰半胱氨酸静脉滴注。毒蕈中毒根据欧美的临床经验可应用水飞蓟宾素或青霉素 G。②免疫调节治疗：目前对于肾上腺皮质激素在肝衰竭治疗中的应用存在不同意见。非病毒感染性肝衰竭，如自身免疫性肝病及急性乙醇中毒等；其他原因所致的肝衰竭早期，若病情发展迅速且无严重感染、出血等并发症者，可酌情使用。为调节肝衰竭患者机体的免疫功能、减少感染等并发症，可使用胸腺素 α_1 等免疫调节剂。③促肝细胞生长治疗：为减少肝细胞坏死，促进肝细胞再生，可考虑使用促肝细胞生长素和前列腺 E_1 脂质体等药物，但疗效尚需进一步确认。④其他治疗：应用肠道微生态调节剂、乳果糖或拉克替醇，减少肠道细菌或内毒素血症；可选用改善微循环药物及抗氧化剂，如 N-乙酰半胱氨酸和还原型谷胱甘肽等治疗。

（2）防治并发症

1）肝性脑病：①祛除诱因，如严重感染、出血及电解质紊乱等；②限制蛋白饮食；③应用乳果糖或拉克替醇，口服或高位灌肠，酸化肠道，促进氨的排出，减少肠源性毒素吸收；④视患者的电解质和酸碱平衡情况，应用精氨酸、鸟氨酸-门冬氨酸等降氨药物；⑤使用支链氨基酸或支链氨基酸与精氨酸混合制剂，纠正氨基酸失衡；⑥人工肝支持治疗。

2）脑水肿：①颅内压增高者，给予高渗性脱水剂，如甘露醇或甘油果糖，但肝肾综合征患者慎用；②襻利尿剂，一般选用呋塞米，可与渗透性脱水剂交替使用；③人工肝支持治疗。

3）肝肾综合征：①大剂量襻利尿剂冲击，可用呋塞米持续泵入；②限制液体入量，24h 总入量不超过尿量加 500～700mL；③肾灌注压不足者可应用人血清白蛋白扩容或用特利升压素等药物，但急性肝衰竭患者慎用特利升压素，以免因脑血流量增加而加重脑水肿；④人工肝支持治疗。

4）感染：①肝衰竭患者容易合并感染，常见原因是机体免疫功能低下、肠道微生态失衡、肠黏膜屏障作用降低及侵袭性操作较多等；常见感染包括自发性腹膜炎、肺部感染和败血症等；常见病原体为大肠埃希菌等革兰阴性杆菌、葡萄球菌、肺炎链球菌、厌氧菌、肠球菌等细菌及酵母菌。②一旦出现感染，应首先根据经验用药，选用强效抗生素或联合应用抗生素，同时加服微生态调节剂。尽可能在应用抗生素前进行病原体分离及药敏试验，并根据药敏结果调整用药；同时注意防治二重感染。

5）出血：①门脉高压性出血患者为降低门脉压力首选生长抑素类似物，也可使用垂体后叶素或联合应用硝酸酯类药物；可用三腔管压迫止血或行内镜下硬化剂注射或套扎治疗止血；内科保守治疗无效时，可急诊手术治疗。②弥散性血管内凝血患者可给予新鲜血浆、凝血酶原复合物和纤维蛋白原等补充凝血因子，血小板显著减少者可输注血小板，给予小剂量低分子肝素或普通肝素，有纤溶亢进证据者可应用氨甲环酸或氨甲苯酸等抗纤溶药物。

（3）人工肝支持治疗

1）治疗机制和方法：人工肝是指通过体外的机械、理化或生物装置，清除各种有害物质，补充必需物质，改善内环境，暂时替代衰竭肝脏部分功能的治疗方法，能为肝细胞再生及肝功能恢复创造条件或等待机会进行肝移植。

2）适应证：①各种原因引起的肝衰竭早、中期，PTA 为 20%～40% 和血小板 $>50 \times 10^9/L$ 的患者为宜；晚期肝衰竭患者也可进行治疗，但并发症多见，应慎重；未达到肝衰竭诊断标准，但有肝衰竭倾向者，也可考虑早期干预。②晚期肝衰竭肝移植术前等待供体、肝移植术后排异反应、移植肝无功能期的患者。

3）相对禁忌证：①严重活动性出血或弥散性血管内凝血者；②对治疗过程中所用血制品或药品如血浆、肝素和鱼精蛋白等高度过敏者；③循环功能衰竭者；④心脑梗死非稳定期者；⑤妊娠晚期。

4）并发症：人工肝治疗的并发症有变态反应、低血压、继发感染、出血、失衡综合征、溶血、空气栓塞、水电解质及酸碱平衡紊乱等。随着人工肝技术的发展，并发症发生率逐渐下降，一旦出现，可根据具体情况给予相应处理。

（4）肝移植：治疗晚期肝衰竭最有效的治疗手段。肝移植有多种手术方式，以同种异体原位肝移植多见。

1）适应证：各种原因所致的中、晚期肝衰竭，经积极内科和人工肝治疗效果欠佳；各种类型的终末期肝硬化。

2）禁忌证。①绝对禁忌证：难以控制的全身性感染；肝外有难以根治的恶性肿瘤；难以戒除的酗酒或吸毒；合并严重的心、脑、肺等重要器官器质性病变；难以控制的精神疾病。②相对禁忌证：年龄 >65 岁；肝脏恶性肿瘤伴门静脉主干癌栓或转移；合并糖尿病、心肌病等预后不佳的疾病；胆管感染所致的败血症等严重感染；人类免疫缺陷病毒（HIV）感染；明显门静脉血栓形成等解剖学异常。

3）移植肝再感染肝炎病毒的预防和治疗。①HBV 再感染：HBV 再感染的预防方案是术前拉米夫定、阿德福韦酯或恩替卡韦等核苷类抗病毒药使用 1 个月以上，术中和术后较长时间应用高效价乙型肝炎免疫球蛋白与核苷类抗病毒药物。②HCV 再感染：目前对于 HCV 感染患者肝移植术后肝炎复发，尚无有效的预防方法。移植后可酌情给予 α 干扰素和利巴韦林联合抗病毒治疗。

五、急救护理

1. 常见护理问题与护理措施

（1）急性意识障碍：与肝功能减退、血氨增高等所致的脑代谢紊乱有关。

1）将患者置于易观察的单人房间内，给予重点照顾和观察，最好有专人陪伴。严密观察意识和生命体征的变化，并随时记录。

2）昏迷者应绝对卧床休息，保持环境安静、避免各种刺激，并酌情加床档或保护性约束。一般采取仰卧头高脚低位，头偏向一侧，取下义齿。

3）保持呼吸道通畅、吸氧，定时翻身、拍背。如呼吸道不畅，缺氧加重时，可行气管切开术或用人工呼吸机，并给予相应护理。

4）维持水、电解质平衡，保证患者有足够（但不要过多）入量，密切观察脱水及电解质紊乱表现，准确记录每日出入量，长期意识障碍患者可鼻饲补充水分及营养。

（2）营养失调——低于机体需要量：与进食减少、严重呕吐有关。

1）评估患者营养不良的程度。

2）了解患者的饮食习惯，帮助患者、家属识别营养状态下降的有关因素，认识增加营养摄取是适应机体代谢及治疗过程的需要，解释营养在治疗过程中的重要性。

3）创造良好的进食情境：患者的情绪、环境、体位舒适等。呼吸道分泌物多者，餐前先清理呼吸道，避免进餐中间和餐后30min内吸痰，以防情绪及局部刺激致呕吐，甚至反流窒息。

4）监测进餐前后有无胃部饱满、腹胀，有无腹泻、便秘；记录出入液量。

（3）生活自理缺陷：与意识障碍有关。

1）每15～30min巡视1次，及时发现患者生活所需并予以解决。

2）将呼叫器及生活用品放在患者伸手可及之处，以便及时呼救和拿取。

3）协助患者洗漱、进食、大小便，并及时倾倒排泄物。

4）对绝对卧床的患者，帮助其床上洗头，每周1次，床上擦浴每天1次，冬天每周1～2次。

5）保持床单位整洁，做好预防压疮护理。

2. 急救护理措施

（1）体位：原则上应绝对卧床休息，减少体力消耗，减轻肝脏负担。

（2）保肝药物治疗：迅速建立静脉通路，遵医嘱正确给予药物治疗，观察疗效与不良反应。补充适量的水、电解质、维生素和微量元素，纠正体内的各种代谢失衡，维持内环境的稳定。按医嘱准确使用各种保肝药物。

（3）防止并发症：密切观察病情，防止并发症的发生。特别是预防上消化道出血、肝肾综合征和感染的发生。可适当输注新鲜血浆，以补充凝血因子；给予抑酶制剂，以防消化道出血；减少侵入性操作等，防止外源性感染。

（4）密切监测各项指征。①循环功能：血压、脉搏、心电图、中心静脉压及尿量；②呼吸功能：血气分析；③凝血功能监护：凝血时间，凝血酶原活动度，纤维蛋白原及凝血因子Ⅴ、Ⅶ、Ⅸ、Ⅹ等和血小板；④肝功能：胆红素、血氨、氨基酸、转氨酶及白蛋白等。

（5）安全防护：观察患者有无性格和行为的改变，定向力、计算力有无下降以及神志情况，及时发现肝性脑病先兆，及时去除诱因和给予治疗。对于肝性脑病患者，要加强看护，加用安全防护措施，如用床档，用约束带固定四肢，必要时用床单固定患者胸部，松紧适宜，保证血流畅通，慎用镇静剂。必要时可以用水合氯醛灌肠。

（6）心理护理：患者意识恢复后，应指导患者保持安静，保持乐观情绪，消除恐惧心理，增强战胜疾病的信心，以最佳的心理状态配合治疗。必要时可留一位亲属陪伴患者，护士应与患者及其家属保持密切接触，提供情感支持。

（7）饮食护理：遵循饮食治疗原则，给予低脂、高热量、低盐、清淡、新鲜、易消化的食物，戒烟酒，忌辛辣刺激性食物。少量多餐，合理调整食谱，保证食物新鲜可口。避免进食高蛋白饮食，有腹腔积液和肾功能不全患者应控制钠盐摄入量（≤1g/d）。少尿时可用利尿剂，有肝性脑病先兆者可予鼻饲流质，忌食蛋白，防止血氨增高而致昏迷，有消化道出血者应禁食。

（8）肠道护理：灌肠可清除肠内积血，使肠内保持酸性环境，减少氨的产生和吸收，协助患者取左侧卧位，用 37～38℃的温水 100mL 加食醋 50mL 灌肠，1～2 次/天，或乳果糖 500mL + 温水 500mL 保留灌肠（肝性脑病者禁用肥皂水灌肠），使血氨降低。AHF 患者病情危重、变化快、病死率高，临床护理人员要密切观察病情变化，认真分析病情，准确判断病情。发现异常情况及时向医生汇报，及时准确处理，防止并发症的发生，挽救肝衰竭患者的生命。

（9）预防感染：感染是促进病情恶化的常见诱因，环境卫生和饮食卫生都应严格要求，所有医源性操作要严格掌握适应证和遵守操作规程。注意观察患者的体温、血常规及各器官是否存在感染，常见的感染部位是口腔、肺部、腹腔、肠道等，应注意观察，早期发现，尽早治疗。做好口腔护理，定时翻身，清除呼吸道分泌物，防止口腔和肺部感染。遵医嘱按时应用各种抗菌药物。

3. 健康指导　告知患者日常生活中应尽可能避免 AHF 的病因，并指导患者及其家属做好消毒隔离工作，对家中其他成员采取预防注射乙肝疫苗。嘱患者按医嘱用药，不滥用药物，特别应禁用损害肝脏的药物，且发现不良反应及时就诊。避免从事重体力劳动、高强度、高负荷工作，不做剧烈运动；指导患者制订科学饮食计划并坚持执行，多进食蔬菜、水果、高蛋白质、高维生素及易消化食物。

第九节　急性肾衰竭

急性肾衰竭是指各种病因导致的肾功能急骤减退，以肾小球滤过率明显降低所致的进行性氮质血症，以及肾小管功能障碍所致的水、电解质、酸碱平衡紊乱为临床表现的一组综合征，本综合征可分为肾前性、肾后性、肾实质性急性肾衰竭。如果及时诊治和除去病因，肾功能可完全恢复。

一、护理评估

1. 健康史　起病前有无肾前性、肾实质性、肾后性因素存在。

（1）肾前性：主要为有效循环血容量减少，肾脏灌注不足、肾缺血，但不伴肾组织学损伤。常见的肾前性因素有如下几种。

1）血容量不足：出血；胃肠道丢失（呕吐、腹泻）；皮肤丢失（烧伤、发热、出汗等）；肾脏丢失（多尿、利尿、糖尿病、渗透性利尿、失盐性肾病）；血容量转移如腹膜炎时水渗漏到腹膜腔。

2）心输出量减少：严重心力衰竭或低心输出量综合征（心肌、心瓣膜或心包疾病、心脏压塞、严重心律失常等）；肺动脉高压；全身血管扩张（应用降压药、过敏性休克、麻醉意外、败血症等）。

（2）肾实质性

1）急性肾小管坏死：最常见的急性肾衰竭类型，大多数是可逆性的。引起急性肾小管坏死的原因有：①缺血性病变，为急性肾小管坏死最常见的原因。各种肾前性因素未能及时得到纠正，继续发展成为肾小管坏死。②肾毒素，包括内、外源性毒素。常见的有细菌内毒素、鱼胆、蛇毒、汞、铅、铜、甲醇、氨基糖苷类抗生素、X 线造影剂、环孢素等。③血红蛋白尿，见于血管内溶血血红蛋白尿、横纹肌溶解综合征和肌红蛋白尿。

2）急性肾间质病变。①过敏性：主要为药物引起急性间质性肾炎；②感染性：为病原菌直接侵犯肾实质或毒素致间质性肾炎；③代谢性：如尿酸性肾病、高钙血症等；④肿瘤性：如多发性骨髓瘤、淋巴瘤、白血病细胞浸润等。

3）肾小球和肾小血管疾病：各种急性肾炎、急进性肾炎、多发性小血管炎、肾皮质坏死等。

（3）肾后性：多见于急性尿路梗阻，如结石、肿瘤、输尿管瘢痕收缩等。

2. 身体状况　急性肾衰竭（急性肾小管坏死）根据临床表现可分为少尿型和非少尿型，典型的少尿型急性肾衰竭可分为 3 期：少尿期、多尿期和恢复期。

（1）少尿或无尿期

1）尿量减少：尿量骤减或逐渐减少，每天尿量持续少于 400mL 者，称为少尿，少于 100mL 者，称为无尿。少尿持续时间一般为 1～2 周。持续时间长者预后较差。

非少尿型急性肾衰竭，指患者在氮质血症期内每日尿量持续在 500mL 以上，甚至 1000～2000mL。

2）进行性氮质血症：每日尿素氮可升高 10.7～17.9mmol/L（30～50mg/dL），血肌酐每日升高 176.8μmol/L（2mg/dL）或以上。

3）水、电解质、酸碱平衡失调，其中高钾血症和代谢性酸中毒最为常见。①高钾血症：可致严重心律失常，心室颤动或心搏骤停。②代谢性酸中毒：常表现为呼吸深大而快，严重代谢性酸中毒可致呼吸肌麻痹、低血压、休克等并可导致患者死亡。③水过多：由于水分控制不严，摄入或补液量过多尿量减少所致，进行性水过多可导致稀释性低钠血症、水肿、体重增加、高血压、急性左心衰竭和脑水肿。严重者患者可死亡。④其他：可有低钙、高磷、低钠、低氯血症等。

4）消化系统表现：最早出现的系统症状，患者表现为恶心、呕吐、食欲低下等，严重者有消化道出血，少数可出现肝衰竭、黄疸等，为预后不良征象。

5）心血管系统表现：①高血压。除肾缺血、肾素分泌增多因素外，水过多引起容量负荷过多可加重高血压。严重时可发生高血压脑病，伴有妊娠者尤应密切观察。②心力衰竭。主要与水钠潴留有关，另外，高血压、严重心律失常和酸中毒等均为影响因素。③心律失常。除高钾血症引起窦性静止、窦房传导阻滞、不同程度的房室传导阻滞和束支传导阻滞、室性心动过速、心室颤动外，尚可因病毒感染和洋地黄应用等引起室性期前收缩等。④心包炎。多表现为心包摩擦音和胸痛。罕见大量心包积液。

6）其他：常伴有肺部、尿路感染，感染是急性肾衰竭的主要死因之一，还可伴有其他重要脏器衰竭。

7）原发疾病的表现。

（2）多尿期：此期肾小管上皮细胞功能已有一定程度的好转，但由于近端肾小管重吸收功能未完全恢复，加之肾小球滤过功能有一定改善，故此期出现进行性尿量增多，每日尿量可达 3000～5000mL，甚至更多。进入多尿期后，肾功能并不立即恢复，存在高分解代谢的患者血浆肌酐和尿素氮仍可上升，当肾小球滤过率明显增加时，血氮质逐渐下降。多尿期早期可发生高钾血症，多尿期后期易发生低钾血症。另外，此期仍易发生感染、心律失常、低血压和上消化道出血。多尿期持续时间多为 1～3 周或更长。

（3）恢复期：自我感觉良好，血尿素氮、肌酐接近正常，尿量逐渐恢复。肾小球滤过功能多在 3～12 个月内恢复正常，但部分病例肾小管浓缩功能降低可持续 1 年以上。若肾功能持久不恢复，提示肾脏遗留永久性损害。

3. 实验室及其他检查

（1）血液检查：少尿期可有轻、中度贫血，白细胞增多；血浆肌酐、尿素氮进行性上升，血清钾大于 5.5mmol/L，血气分析显示代谢性酸中毒，血钠、血钙可降低、血磷增高。

（2）尿液检查：尿液外观混浊、尿色深，可有红细胞、蛋白质等。尿渗透浓度低于 350mmol/L，尿与血渗透压之比小于 1：1。尿钠含量增高，多在 60mmol/L 以上。

（3）肾活检组织病理学检查：对于肾小球疾病、肾间质疾病即原因不明的急性肾衰竭具有诊断意义。

二、治疗原则

重点是维持水、电解质、酸碱平衡，控制氮质血症，治疗原发病和防止各种并发症，必要时透析治疗。避免使用肾毒性药物。

三、护理措施

1. 病情观察 一旦急性肾衰竭诊断成立，患者应绝对卧床休息以减轻肾脏负担。定时监测患者的神志、生命体征、尿量、尿常规、肾功能，注意血电解质如血钠、血钾、血钙、血磷，血 pH 值等的变化，观察有无头晕、乏力、心悸、胸闷、气促等高血压或急性左心衰竭的征象；有无出现水中毒或稀释性低钠血症的症状，如头痛、嗜睡、意识障碍、共济失调、昏迷、抽搐等。

2. 饮食护理 患者应进食高效价蛋白质、含钾量低和含水量少的食物。

（1）蛋白质摄入量：能进食的非透析患者的蛋白质摄入量为 0.5～0.6g/（kg·d）；患者有部分肾功能，无高分解代谢时摄入蛋白质为 0.8g/（kg·d），接受血液透析患者应给予高蛋白饮食，蛋白质摄入量为 1.0～1.2g/（kg·d），腹膜透析为 1.2～1.3g/（kg·d），同时给予高糖、高脂肪，以供给充足的热量，保持机体正氮平衡。所供给的热量一般为 126～188kJ/（kg·d），必要时静脉补充营养物质。

（2）保持水、电解质平衡：准确记录 24h 出入液量，按照"量出为入"的原则补充入液量。

1）入液量的计算：每日入液量＝前一日出液量 + 500mL。入液量若大于出液量随时报告医生。

2）观察补液量合适的指标：①皮下无水肿或脱水征；②每日体重不增加，若体重增加 0.5kg 或以上，提示补液过多；③血钠浓度正常，若偏低，且无失盐基础，提示体液潴留；④中心静脉压在 6～10cmH$_2$O（0.59～0.98kPa），若高于 12cmH$_2$O（1.17kPa），提示体液过多；⑤胸部 X 线片血管影正常，若显示肺充血征象，提示体液潴留；⑥心率快、血压增高、呼吸加速，若无感染征象，应怀疑体液过多。

3）少尿期应低盐、低钾饮食：食盐摄入量为 1～2g/d，高钾血症时避免进食含钾丰富的食物，如蘑菇、冬菇、榨菜、荠菜、马铃薯、橙子、香蕉、橘子、钾盐，忌用的中药如金钱草、夏枯草、丝瓜络、木通、牛膝等。多尿期则根据血电解质情况适当摄入含钾、钠的食物。

（3）预防感染：做好口腔、皮肤、泌尿道等部位的护理，保持清洁，防止压疮发生。

（4）做好心理疏导：急性肾衰竭是急危重病，患者可有濒死感、恐惧感。护士要将急性肾衰竭的疾病发展过程告知患者会有助于安抚其不安情绪。另外，应告诉患者家属早期透析的重要性，以取得他们的支持与理解。

（5）做好透析护理：急性肾衰竭时多数需要透析治疗，做好透析护理是一项重要措施。

四、健康教育

（1）恢复期患者应加强营养，适当锻炼，增强体质；注意个人清洁卫生，注意保暖，防止受凉；避免妊娠、手术、外伤等。定期门诊随访，监测肾功能、尿量等，避免使用肾毒性药物、食物。

（2）预防措施：慎用氨基糖苷类等肾毒性药物；尽量避免使用大剂量造影剂的 X 线检查，尤其是老年人和肾灌注不良者（如脱水、失血、休克）。加强劳动防护，避免接触重金属、工业毒物等。误服或误食毒物，应立即进行洗胃或导泻，并采用有效解毒剂。

第四章

急性中毒的护理

急性中毒是指有毒的化学物质短时间内或一次超量进入人体而造成组织、器官器质性或功能性损害。急性中毒发病急骤、症状凶险、变化迅速，如不及时救治，常危及生命。

第一节 概论

一、病因与中毒机制

（一）病因

1. **职业性中毒** 在工作过程中，由于不注意劳动保护或违反安全防护制度，密切接触有毒原料、中间产物或成品而发生的中毒称为职业性中毒。

2. **生活性中毒** 由于误食或意外接触有毒物质、用药过量、自杀或故意投毒谋害等原因使过量毒物进入人体内而引起中毒。

（二）毒物的吸收、代谢和排出

毒物主要经呼吸道、消化道、皮肤黏膜、血管等途径进入人体。气态、烟雾态和气溶胶态的物质大多经呼吸道进入人体，如一氧化碳、硫化氢等，这是毒物进入人体最方便、最迅速也是毒性作用发挥最快的一种途径。液态、固态毒物多经消化道进入人体，如有机磷杀虫药、乙醇、毒蕈等，胃和小肠是主要的吸收部位。胃肠道内 pH 值、毒物的脂溶性及其电离的难易程度是影响吸收的主要因素。另外，胃内容物的量、胃排空时间、肠蠕动等也影响其吸收。部分毒品亦可经静脉直接进入人体。

多数毒物不能经健康的皮肤吸收，但以下几种情况除外：①脂溶性毒物，如有机磷杀虫药、苯类等可穿透皮肤脂质层吸收；②腐蚀性毒物，如强酸、强碱等造成皮肤直接损伤；③局部皮肤有损伤；④环境高温、高湿、皮肤多汗等情况下。

毒物吸收后主要在肝脏通过氧化、还原、水解、结合等作用进行代谢。大多数毒物代谢后毒性降低，但也有少数毒物在代谢后毒性反而增强，如对硫磷（1605）氧化为对氧磷后，毒性较原来增加约 300 倍。

体内毒物主要经肾脏排出。气体和易挥发的毒物吸收后，部分可以原形经呼吸道排出。很多重金属如铅、汞、砷等以及生物碱可由消化道排出。有些毒物可经皮肤、汗腺、唾液腺、乳腺、胆管等排出。毒物从体内排出的速度视毒物的溶解度、挥发度、与组织的结合程度以及排泄器官的功能状态而异，并与血液循环的状态有关。

（三）中毒机制

1. 局部腐蚀刺激　强酸、强碱可吸收组织中的水分，并与蛋白质或脂肪结合，使细胞变性、坏死。

2. 缺氧　刺激性气体可引起喉头水肿、喉痉挛、支气管炎、肺炎或肺水肿，妨碍氧气吸入或影响肺泡的气体交换而引起缺氧。窒息性气体如一氧化碳、硫化氢、氰化物等可阻碍氧的吸收、转运或利用。

3. 麻醉作用　脑组织和细胞膜内脂质含量高，有机溶剂和吸入性麻醉剂有较强的亲脂性，可通过血脑屏障进入脑内而抑制脑功能。

4. 抑制酶的活力　部分毒物或其代谢产物可通过抑制酶的活力而产生毒性作用，如有机磷杀虫药、氰化物、重金属等可分别抑制胆碱酯酶、细胞色素氧化酶、含巯基酶等活力。

5. 干扰细胞膜或细胞器的生理功能　四氯化碳在体内经代谢产生的三氯甲烷自由基可作用于肝细胞膜中的不饱和脂肪酸，引起脂质过氧化，导致线粒体和内质网变性、肝细胞死亡。

6. 竞争受体　阿托品通过竞争性阻断毒蕈碱受体而产生毒性作用。

7. 干扰 DNA 及 RNA 合成　烷化剂芥子气可与 DNA 及 RNA 结合，造成染色体损伤，参与机体肿瘤的形成。

二、病情评估与判断

（一）病情评估

1. 健康史　急性中毒临床表现复杂，多数症状缺乏特异性，因此，接触史对于确诊具有重要意义。①神志清楚者可询问患者本人，神志不清或企图自杀者应向患者的家属、同事、亲友或现场目击者了解情况；②对怀疑生活性中毒者，应详细了解患者的居住环境、既往史、精神状态、长期服用药物种类、家中药品有无缺失、发病时身边有无药瓶、药袋等；③怀疑食物中毒时，应调查进餐地点、餐饮种类、同餐进食者有无类似症状发生，注意查看剩余食物、呕吐物或胃内食物的气味、性状、是否有药物残渣等并及时送检；④怀疑一氧化碳中毒时，需查问室内炉火、烟囱、通风情况、有无煤气泄漏、当时同室其他人员是否也有中毒表现等；⑤对于职业性中毒，应详细询问职业史，包括工种、工龄、接触毒物种类和时间、环境条件、防护措施、先前是否发生过类似事故以及在相同的工作条件下，其他人员有无发病等。总之，对任何中毒都要了解发病现场情况，查明接触毒物证据。

2. 临床表现

（1）皮肤黏膜。①皮肤灼伤：主要见于强酸、强碱、甲醛、苯酚、来苏水等引起的腐蚀性损害，表现为糜烂、溃疡、痂皮等，但不同毒物呈现不同的特征，如皮肤在硫酸灼伤后呈黑色、硝酸灼伤后呈黄色、盐酸灼伤后呈棕色、过氧乙酸灼伤后无色等；②发绀：引起血液氧合血红蛋白不足的毒物中毒时可出现发绀，如亚硝酸盐、苯胺、麻醉药等中毒；③樱桃红色：见于一氧化碳、氰化物中毒；④黄疸：四氯化碳、鱼胆、毒蕈等中毒损害肝脏可出现黄疸；⑤大汗、潮湿：常见于有机磷杀虫药中毒。

（2）眼。①瞳孔缩小：见于有机磷杀虫药、毒扁豆碱、毒蕈、吗啡等中毒；②瞳孔扩大：见于阿托品、曼陀罗等中毒；③视力障碍：见于甲醇、有机磷杀虫药、苯丙胺等中毒。

（3）呼吸系统。①刺激症状：各种刺激性及腐蚀性气体，如强酸雾、甲醛溶液等，可直接引起呼吸道黏膜严重刺激症状，表现为咳嗽、胸痛、呼吸困难，重者可出现喉痉挛、喉头水肿、肺水肿、急性呼吸窘迫甚至呼吸衰竭等。②呼吸气味：有机溶剂的挥发性强常伴特殊气味，如乙醇中毒呼出气有酒味，有机磷杀虫药有大蒜味，氰化物有苦杏仁味。③呼吸加快：引起酸中毒的化学物质如水杨酸、甲醇等可兴奋呼吸中枢，中毒后呼吸加快。毒物引起脑水肿、肺水肿时，亦可表现为呼吸加快。④呼吸减慢：镇静催眠药、吗啡等中毒，可过度抑制呼吸中枢，使呼吸减慢。

（4）循环系统。①心律失常：洋地黄、夹竹桃等中毒时兴奋迷走神经；拟肾上腺素类、三环类抗抑郁药等中毒时兴奋交感神经；氨茶碱中毒时亦可引起心律失常。②休克：强酸、强碱引起严重化学灼伤后可致血浆渗出，发生低血容量性休克；严重巴比妥类中毒可抑制血管中枢，引起外周血管扩张，发生休克。③心搏骤停：洋地黄、奎尼丁、锑剂等中毒可致心肌毒性作用而心搏骤停；可溶性钡盐、棉酚中毒可致严重低钾血症而心搏骤停。

（5）消化系统。①几乎所有毒物均可引起呕吐、腹泻等症状，重者可致胃肠穿孔及出血坏死性肠炎；②呕吐物的颜色和气味：高锰酸钾呈红或紫色，有机磷杀虫药有大蒜味；③口腔炎：腐蚀性毒物如汞蒸气、有机汞化合物等可引起口腔黏膜糜烂、齿龈肿胀和出血等；④肝脏受损：毒蕈、四氯化碳中毒可损害肝脏引起黄疸、转氨酶升高、腹腔积液等。

（6）神经系统：①中毒性脑病：有机磷杀虫药可直接作用于中枢神经系统，引起各种神经系统症状及脑实质的损害；一氧化碳中毒引起的缺氧及血液循环障碍可导致程度不等的意识障碍、抽搐、精神症状等，严重者出现颅内压增高综合征。②中毒性周围神经病：如铅中毒所致的脑神经麻痹，砷中毒所致的多发性神经炎。

（7）泌尿系统：①肾缺血：引起休克的毒物可致肾缺血；②肾小管坏死：见于升汞、四氯化碳、氨基糖苷类抗生素、毒蕈等中毒；③肾小管堵塞，砷化氢中毒可引起血管内溶血，砷–血红蛋白复合物、砷氧化物、破碎红细胞及血红蛋白管型等可堵塞肾小管，磺胺结晶也可堵塞肾小管，最终均可导致急性肾衰竭。

（8）血液系统：①白细胞减少和再生障碍性贫血：见于氯霉素、抗肿瘤药、苯等中毒；②溶血性贫血：见于砷化氢、苯胺、硝基苯等中毒；③出血：阿司匹林、氯霉素、氢氯噻嗪、抗肿瘤药物中毒可引起血小板异常，肝素、双香豆素、水杨酸类、蛇毒等中毒可导致凝血功能障碍。

（9）发热：见于抗胆碱药、二硝基酚、棉酚等中毒。

常见毒物中毒的临床表现，见表4.1。

表4.1　常见毒物中毒的临床表现

受累系统	临床表现	毒物
皮肤黏膜	灼伤	强酸、强碱、甲醛、苯酚、百草枯
	发绀	亚硝酸盐、硝基苯、氰化物、麻醉药、有机溶剂、刺激性气体、苯胺
	颜面潮红	阿托品、颠茄、乙醇、硝酸甘油、一氧化碳
	皮肤湿润	有机磷杀虫药、酒精、水杨酸、拟胆碱药、吗啡类
	樱桃红色	一氧化碳、氰化物
	黄疸	毒蕈、鱼胆、四氯化碳、百草枯
眼	瞳孔缩小	有机磷杀虫药、阿片类、镇静催眠药、氨基甲酸酯、毒蕈
	瞳孔扩大	阿托品、莨菪碱、肉毒、甲醇、乙醇、大麻、苯、氰化物
	视神经炎	甲醇、一氧化碳

（待续）

表 4.1（续）

受累系统	临床表现	毒物
神经系统	昏迷	麻醉药、镇静催眠药、有机磷杀虫药、有机溶剂、一氧化碳、硫化氢、氰化物、有机汞、拟除虫菊酯、乙醇、阿托品
	谵妄	有机磷杀虫药、有机汞、拟胆碱药、醇、苯、铅
	肌纤维颤动	有机磷杀虫药、有机汞、有机氯、汽油、乙醇、硫化氢
	惊厥	毒鼠强、窒息性毒物、有机氯杀虫剂、拟除虫菊酯、异烟肼
	瘫痪	可溶性钡盐、一氧化碳、三氧化二砷、蛇毒、河豚毒、箭毒
	精神异常	二硫化碳、一氧化碳、有机溶剂、乙醇、阿托品、蛇毒、抗组胺药
呼吸系统	呼吸气味	氰化物苦杏仁味；有机磷杀虫药、黄磷、铊等大蒜味；苯酚和甲酚皂溶液苯酚味
	呼吸加快或深大	二氧化碳、呼吸兴奋剂、甲醇、水杨酸类、抗胆碱药、可卡因、樟脑
	呼吸减慢	镇静催眠药、吗啡、海洛因、氰化物
	肺水肿	刺激性气体、磷化锌、氢化物、有机磷杀虫药、百草枯
消化系统	胃肠症状	有机磷杀虫药、铅、锑、砷、强酸、强碱、磷化锌
	肝损害	磷、硝基苯、毒蕈、氰化物、蛇毒、四氯化碳
循环系统	心动过速	阿托品、颠茄、氢丙嗪、拟肾上腺素、可卡因
	心动过缓	洋地黄类、毒蕈、拟胆碱药、钙离子拮抗剂、β-受体阻滞剂
	心脏毒性	洋地黄、奎尼丁、氨茶碱、依米丁
	缺氧	一氧化碳、硫化氢、氰化物等窒息性毒物
泌尿系统	低钾血症	可溶性钡盐、棉酚、排钾性利尿药
	肾小管坏死	升汞、四氯化碳、毒蕈、蛇毒、生鱼胆、斑蝥、氨基糖苷类
	肾小管堵塞	砷化氢、蛇毒、磺胺结晶
血液系统	溶血性贫血	砷化氢、苯胺、硝基苯
	再生障碍性贫血	氯霉素、抗肿瘤药、苯
	出血	阿司匹林、氯霉素、氢氯噻嗪、抗肿瘤药
	凝血障碍	肝素、香豆素类、水杨酸类、敌鼠、蛇毒

3．辅助检查

（1）血液检查

1）外观。①褐色：见于高铁血红蛋白血症，如亚硝酸盐、苯胺、硝基苯等中毒；②粉红色：见于急性溶血，如砷化氢、苯胺、硝基苯等中毒。

2）生化检查。①肝功能异常：见于四氯化碳、硝基苯、毒蕈、氰化物、蛇毒、乙酰氨基酚、重金属等中毒；②肾功能异常：见于氨基糖苷类抗生素、蛇毒、生鱼胆、毒蕈、重金属等中毒；③低钾血症：见于可溶性钡盐、排钾利尿药、氨茶碱、棉酚等中毒。

3）凝血功能检查：凝血功能异常多见于抗凝血类灭鼠药、水杨酸类、肝素、蛇毒、毒蕈等中毒。

4）动脉血气分析：低氧血症见于刺激性气体、窒息性毒物等中毒；酸中毒见于水杨酸类、甲醇等中毒。

5）异常血红蛋白检测：碳氧血红蛋白浓度增高见于一氧化碳中毒；高铁血红蛋白血症见于亚硝酸盐、苯胺、硝基苯等中毒。

6）酶学检查：全血胆碱酯酶活力下降见于有机磷杀虫药、氨基甲酸酯类杀虫药等中毒。

（2）尿液检查。①肉眼血尿：见于影响凝血功能的毒物中毒；②蓝色尿：见于含亚甲蓝的药物中毒；③绿色尿：见于麝香草酚中毒；④橘黄色尿：见于氨基比林等中毒；⑤灰色尿，见于酚或甲酚中毒；⑥结晶尿：见于扑痫酮、磺胺等中毒；⑦镜下血尿或蛋白尿，见于升汞、生鱼胆等中毒。

（3）毒物检测：理论上是诊断中毒最为客观的方法，其特异性强，应采集患者的血、尿、粪、呕吐物、剩余食物、首次抽吸的胃内容物、遗留毒物、药物和容器等送检，检验标本尽量不放防腐剂，并尽早送检。但因毒物检测敏感性较低，加之技术条件的限制和毒物理化性质的差异，很多中毒患者体内并不能检测到毒物。因此，诊断中毒时不能过分依赖毒物检测。

（二）病情判断

（1）一般情况：包括神志、体温、脉搏、呼吸、血压、血氧饱和度、皮肤色泽、瞳孔、心率、心律、尿量、尿性状等。生命体征的变化与病情严重程度基本吻合。

（2）毒物的种类、剂量、中毒时间、院前处置情况等。

（3）有无严重并发症病情危重的信号：①深度昏迷；②癫痫发作；③高热或体温过低；④高血压或休克；⑤严重心律失常；⑥肺水肿；⑦吸入性肺炎；⑧呼吸功能衰竭；⑨肝衰竭；⑩少尿或肾衰竭。

三、救治与护理

急性中毒的特点是发病急骤、来势凶猛、进展迅速、病情多变。因此，医护人员必须争分夺秒地进行有效救治。

（一）立即终止接触毒物

1. 迅速脱离有毒环境 在评估环境安全的情况下，对吸入性中毒者，应迅速将患者搬离有毒环境，移至空气清新的安全地方，并解开衣扣；对接触性中毒者，立即将患者撤离中毒现场，除去污染衣物，用敷料除去肉眼可见的毒物。

2. 维持基本生命体征 若患者出现呼吸、心搏骤停，应立即进行心肺复苏，迅速建立静脉通路，尽快采取相应的救治措施。

（二）清除尚未吸收的毒物

1. 吸入性中毒的急救 将患者搬离有毒环境后，移至上风或侧风方向，使其呼吸新鲜空气；保持呼吸道通畅，及时清除呼吸道分泌物，防止舌后坠；及早吸氧，必要时可使用呼吸机或采用高压氧治疗。

2. 接触性中毒的急救 用大量清水（特殊毒物也可选用酒精、肥皂水、碳酸氢钠、醋酸等）冲洗接触部位的皮肤、毛发、指甲。清洗时切忌用热水或用少量水擦洗，以防止促进局部血液循环，加速毒物的吸收。若眼部接触到毒物，不应试图用药物中和，以免发生化学反应造成角膜、结膜的损伤，应选用大量清水或等渗盐水冲洗，直至石蕊试纸显示中性为止。皮肤接触腐蚀性毒物时，冲洗时间应达到15~30min，并可选择相应的中和剂或解毒剂冲洗。

3. 食入性中毒的急救 常用催吐、洗胃、导泻、灌肠、使用吸附剂等方法清除胃肠道尚未吸收的毒物。毒物清除越早、越彻底，病情改善越明显，预后越好。

（1）催吐

1）适应证：口服毒物的患者，只要神志清楚，且没有催吐的禁忌证，均应做催吐处理，可尽早将胃内大部分的毒物排出，以达到减少毒素吸收的目的。

2）禁忌证：①昏迷、惊厥；②腐蚀性毒物中毒；③食管胃底静脉曲张、主动脉瘤、消化性溃疡；④年老体弱、妊娠、高血压、冠心病、休克等。

3）方法：用压舌板、匙柄或指甲不长的手指等刺激咽后壁或舌根以催吐，注意动作要轻柔，避免损伤咽部。如果胃内容物过于黏稠，不易吐出，可让患者先喝适量微温清水（不可用热水）、盐水或相应解毒液体，然后再进行催吐。如此反复，直至吐出液体变清为止。

4）体位：呕吐时，患者应采取左侧卧位，头部放低，面向左侧，臀部略抬高；幼儿则应俯卧，头向下，臀部略抬高，以防止呕吐物被吸入气管发生窒息或吸入性肺炎。

5）注意事项：①空腹服毒者应先饮水 500mL，以利催吐；②注意体位，以防误吸；③严格掌握禁忌证。

（2）洗胃

1）适应证：一般在服毒后 6h 内洗胃效果最好。但当服毒量大、所服毒物吸收后可经胃排出、服用吸收缓慢的毒物、胃蠕动功能减弱或消失时，由于部分毒物仍残留于胃内，即使超过 6h，多数情况下仍需洗胃。对昏迷、惊厥患者洗胃时应注意保护呼吸道，避免发生误吸。

2）禁忌证：①吞服强腐蚀性毒物；②正在抽搐、大量呕血者；③原有食管胃底静脉曲张或上消化道大出血病史者。

3）洗胃液的选择：可根据毒物的种类不同，选用适当的洗胃液。①胃黏膜保护剂：对吞服腐蚀性毒物者，可用牛奶、蛋清、米汤、植物油等保护胃肠黏膜。②溶剂：脂溶性毒物（如汽油、煤油等）中毒时，可先口服或胃管内注入液状石蜡 150～200mL，使其溶解而不被吸收，然后进行洗胃。③吸附剂：可吸附毒物以减少毒物吸收，其主要作用为氧化、中和或沉淀毒物。活性炭是强力吸附剂，可吸附多种毒物，其效用有时间依赖性，应在服毒 60min 内给予，一般首次 1～2g/kg，加水 200mL，由胃管注入，2～4h 重复应用 0.5～1.0g/kg，直至症状改善。④解毒剂：可通过与体内存留的毒物发生中和、氧化、沉淀等化学反应，改变毒物的理化性质，使毒物失去毒性。⑤中和剂：对吞服强腐蚀性毒物的患者，洗胃可引起消化道穿孔，一般不宜采用，但可服用中和剂中和，如吞服强酸时可用弱碱（如镁乳、氢氧化铝凝胶等）中和，强碱可用弱酸类物质（如食醋、果汁等）中和。⑥沉淀剂：有些化合物可与毒物作用，生成溶解度低、毒性小的物质，因而可用作洗胃剂。乳酸钙或葡糖酸钙与氟化物或草酸盐作用，可生成氟化钙或草酸钙沉淀；生理盐水与硝酸银作用生成氯化银沉淀；2%～5%硫酸钠可与可溶性钡盐生成不溶性硫酸钡沉淀。

（3）导泻：洗胃后，拔胃管前可由胃管内注入导泻药以清除进入肠道的毒物。常用硫酸钠或硫酸镁，一般 15g 溶于水，口服或经胃管注入。一般不用油脂类泻药，以免促进脂溶性毒物的吸收。严重脱水及口服强腐蚀性毒物的患者禁止导泻。镁离子若吸收过多，对中枢神经系统有抑制作用，严重肾功能不全、呼吸衰竭、昏迷、磷化锌或有机磷杀虫药中毒晚期者不宜使用。

（4）灌肠：除腐蚀性毒物中毒外，适用于口服中毒超过 6h、导泻无效者及抑制肠蠕动的毒物（如巴比妥类、颠茄类、阿片类等）中毒患者。一般应用温盐水、清水或 1%温肥皂水连续多次灌肠，以达到有效清除肠道内毒物的目的。

（三）促进已吸收毒物的排出

1. 利尿　主要用于以原形由肾脏排泄的毒物，加强利尿可促进毒物排出。措施包括：①补液：大量快速输入液体，速度为 200～400mL/h，一般以 5%葡萄糖生理盐水或 5%～10%葡萄糖溶液为宜，补液内加适量氯化钾；②利尿药：静脉注射或滴注呋塞米等强利尿药或 20%甘露醇等渗透性利尿药，后者尤适用于伴有脑水肿或肺水肿的中毒患者；③碱化尿液：碳酸氢钠可碱化尿液，使有些化合物（如巴比妥类、水杨酸类及异烟肼等）等离子化而减少其在肾小管的重吸收；④酸化尿液：碱性毒物（如苯丙胺、士的宁等）中毒时，静脉输注维生素 C 或氯化铵，可使体液酸化，促进毒物排出。

2. 供氧　一氧化碳中毒时，吸氧可促进碳氧血红蛋白解离，加速一氧化碳排出。高压氧治疗是一氧化碳中毒的特效疗法。

3. 血液净化　常用方法包括血液透析、血液灌注和血浆置换。

（1）血液透析：用于清除血液中分子量较小、水溶性强、蛋白结合率低的毒物，如水杨酸类、氨茶碱类、醇类、苯巴比妥、锂等。短效巴比妥类、有机磷杀虫药、格鲁米特等具有脂溶性，一般不进行血液透析。氯酸盐、重铬酸盐中毒易引起急性肾衰竭，应首选血液透析。血液透析一般应在中毒 12h 内进行，如中毒时间过长，毒物与血浆蛋白结合后则不易透出。

（2）血液灌流：对水溶性、脂溶性毒物均有吸附作用，能清除血液中的镇静催眠药、解热镇痛药、洋地黄、有机磷杀虫药、巴比妥类、百草枯、毒鼠强等，是目前最常用的中毒抢救措施。血液灌流时，血液中的白细胞、血小板、凝血因子、葡萄糖、钙离子等也能被吸附排出，应注意监测和补充。

（3）血浆置换：将患者的血液引入特制的血浆交换装置，将分离出的血浆弃去并补充新鲜血浆或代用液，借以清除患者血浆中的有害物质，减轻脏器的损害。主要用于清除蛋白结合率高、分布容积小的大分子物质，特别是蛇毒、毒蕈等生物毒及砷化氢等溶血性毒物中毒。

（四）特效解毒剂的应用

对于部分毒物中毒，在清除毒物的同时，可尽快使用有效拮抗剂和特效解毒剂进行解毒。

1. 金属中毒解毒药　此类药物多属于螯合剂。①依地酸钙钠：最常用的氨羧螯合剂，可与多种金属形成稳定而可溶的螯合物并排出体外，主要用于治疗铅中毒；②二巯丙醇：其活性巯基可与某些金属形成无毒、难解离、可溶的螯合物并由尿排出。此外，还能夺取已与酶结合的重金属，使该酶恢复活力，达到解毒围的。主要用于治疗砷、汞、金、锑等中毒；③二巯丙磺钠：作用与二巯丙醇相似，疗效较好，不良反应少，用于治疗砷、汞、钢、锑等中毒；④二巯丁二钠：用于治疗锑、铅、汞、砷、钢等中毒。

2. 高铁血红蛋白血症解毒药　小剂量亚甲蓝可使高铁血红蛋白还原为正常血红蛋白，用于治疗亚硝酸盐、苯胺、硝基苯等中毒引起的高铁血红蛋白血症。需注意药液外渗时易引起组织坏死，且大剂量亚甲蓝的效果相反，可引起高铁血红蛋白血症。

3. 氰化物中毒解毒药　一般采用亚硝酸盐-硫代硫酸钠疗法。中毒后，立即给予亚硝酸盐，适量的亚硝酸盐可使血红蛋白氧化，产生一定量的高铁血红蛋白。高铁血红蛋白除了能与血液中的氰化物形成氰化高铁血红蛋白外，还能夺取已与氧化型细胞色素氧化酶结合的氰离子。氰离子与硫代硫酸钠形成毒性低的硫氰酸盐而排出体外。用法：立即吸入亚硝酸异戊酯，继而用 3% 亚硝酸钠溶液缓慢静脉注射，随即用 50% 硫代硫酸钠缓慢静脉注射。

4. 有机磷杀虫药中毒解毒药　如阿托品、碘解磷定、氯解磷定、双复磷等。

5. 中枢神经抑制剂中毒解毒药　①纳洛酮：阿片受体拮抗剂，对麻醉镇痛药引起的呼吸抑制有特异性措抗作用；对急性酒精中毒、镇静催眠药中毒引起的意识障碍亦有较好的疗效；②氟马西尼：苯二氮䓬类中毒的拮抗药。

（五）对症治疗

很多毒物迄今尚无特异性解毒剂或有效拮抗剂。急性中毒时，积极的对症支持治疗，是帮助患者渡过难关、维持重要脏器功能的另一重要抢救措施。

（1）高压氧治疗。主要适应证：①急性一氧化碳中毒；②急性硫化氢、氰化物中毒；③急性中毒性脑病；④急性刺激性气体中毒所致的肺水肿。

（2）保持呼吸道通畅，并给予必要的营养支持。

（3）预防感染：选用适当抗生素防治感染。

（4）对症治疗：应用巴比妥类、地西泮等药物抗惊厥治疗。对心搏骤停、高热、脑水肿、肺水肿、休克、心律失常、心力衰竭、呼吸衰竭、肝肾衰竭、电解质及酸碱平衡紊乱等情况均应给予积极救治。

（六）护理措施

1. 即刻护理措施　保持呼吸道通畅，及时清除呼吸道分泌物，根据病情给予氧气吸入，必要时气管插管。

2. 洗胃　①严格掌握洗胃的适应证、禁忌证。②洗胃前做好各项准备工作。洗胃时严格规范操作，插胃管动作要轻柔、快捷，插管深度要适宜。严密观察病情，首次抽吸物应留取标本做毒物鉴定。③拔胃管时，要先将胃管尾部夹住，以免拔管过程中管内液体反流入气管。拔管后，立即嘱患者用力咳嗽，或用吸引器抽吸出患者口咽部或气管内的分泌物、胃内容物。④洗胃后整理用物，观察并记录洗胃液的量、颜色及患者的反应，同时记录患者的基本生命体征。严格清洗和消毒洗胃机。⑤防治洗胃并发症，如心搏骤停、窒息、胃穿孔、上消化道出血、吸入性肺炎、急性胰腺炎、急性胃扩张、咽喉食管黏膜损伤及水肿、低钾血症、急性水中毒、胃肠道感染、虚脱及寒冷反应、中毒加剧等。

3. 病情观察　①及时发现患者是否新出现烦躁、惊厥、昏迷等神志改变以及昏迷程度是否发生变化；及时发现瞳孔大小及对光反应的变化，早期甄别脑水肿、酸碱失衡等。②密切观察患者神志、瞳孔、体温、脉搏、呼吸、血压、心率、血氧饱和度等生命体征的变化，及时发现呼吸频率、节律、幅度变化，及时发现并处各种心律失常。③密切观察皮肤色泽、湿润度、弹性的变化，如有皮肤溃疡、破损时应及时处理，防治感染。④详细记录出入量，密切观察患者的尿量、尿液的性状、每日进食进水量、口渴情况及皮肤色泽、弹性、出汗情况，注意血压与尿量的关系，及时给予适量补液。⑤严重呕吐、腹泻者应详细记录呕吐物及排泄物的颜色和量，必要时留标本送检。⑥注意追查血电解质、血糖、肝肾功能、血气分析等结果，以便及时对症处理。

4. 一般护理

（1）休息及饮食：急性中毒者应卧床休息、保暖，病情许可时，尽量鼓励患者进食。急性中毒患者应进食高蛋白、高碳水化合物、高维生素的无渣饮食；腐蚀性毒物中毒者应早期给予乳类等流质饮食。

（2）口腔护理：吞服腐蚀性毒物者应特别注意其口腔护理，密切观察患者口腔黏膜的变化。

（3）对症护理：昏迷者尤其须注意保持呼吸道通畅，维持其呼吸循环功能，做好皮肤护理，定时翻身，防止压疮发生；惊厥时应保护患者避免受伤，应用抗惊厥药物；高热者给予降温；尿潴留者给予导尿等。

（4）心理护理：细致评估患者的心理状况，尤其对服毒自杀者，要做好患者的心理护理，防范患者再次自杀。

5. 健康教育

（1）加强防毒宣传：在厂矿、农村、城市居民中结合实际情况，向群众介绍有关中毒的预防和急救知识。

（2）不吃有毒或变质的食品：如无法辨别有无毒性的蕈类、怀疑为杀虫药毒死的家禽、河豚、棉籽油、新鲜腌制咸菜或变质韭菜、菠菜等，均不可食用。

（3）加强毒物管理：严格遵守有关毒物的防护和管理制度，加强毒物保管。厂矿中有毒物质的生产设备应密闭化，防止化学物质跑、冒、滴、漏。生产车间和岗位应加强通风，防止毒物聚积导致中毒。农药中杀虫剂和杀鼠剂毒性很大，要加强保管，标记清楚，防止误食。

第二节 有机磷杀虫药中毒

有机磷杀虫药是当今生产和使用最多的农药，大多属于剧毒或高毒类。其性状多呈油状或结晶状，色泽呈淡黄色至棕色，稍有挥发性，且有蒜味。一般难溶于水，不易溶于多种有机溶剂，在酸性环境中稳定，在碱性条件下易分解失效。但甲拌磷和三硫磷耐碱，而敌百虫遇碱则变成毒性更强的敌敌畏。

一、毒物分类

有机磷杀虫药的毒性根据大鼠急性经口进入体内的半数致死量（LD50），将我国生产的有机磷杀虫药分为4类：

1. 剧毒类　LD50＜10mg/kg，如甲拌磷（3911）、内吸磷（1059）、对硫磷（1605）、丙氟磷（DFP）、速灭磷等。

2. 高毒类　LD50为10～100mg/kg，如甲基对硫磷、甲胺磷、氧化乐果、敌敌畏、久效磷、亚砜磷等。

3. 中度毒类　LD50为100～1000mg/kg，如乐果、碘依可酯、敌百虫、倍硫磷等。

4. 低毒类　LD50为1000～5000mg/kg，如马拉硫磷、辛硫磷、碘硫磷等。

二、病因及中毒机制

（一）病因

1. 生产或使用不当　在农药生产、包装、保管、运输、销售、配制、喷洒过程中，由于防护不当、生产设备密闭不严、泄漏、使用不慎、进入刚喷药的农田作业或用手直接接触杀虫药原液等，可造成农药由皮肤或呼吸道吸收而中毒。毒物与眼的接触量虽不大，但饮酒、发热、出汗等可以促进毒物吸收而致中毒。

2. 生活性中毒　主要由于误服或自服杀虫药、饮用被杀虫药污染的水源或食用污染的食物所致。此种中毒途径一般要比由呼吸道吸入或从皮肤吸收中毒发病急、症状重。滥用有机磷杀虫药治疗皮肤病或驱虫也可发生中毒。

（二）毒物的吸收、代谢及排出

有机磷杀虫药主要经胃肠道、呼吸道、皮肤和黏膜吸收。吸收后迅速分布于全身各器官，其中以肝脏浓度最高，其次为肾、肺、脾等，肌肉和脑内最少。主要在肝脏代谢，进行多种形式的生物转化。经氧化后一般毒性增强，而后经水解毒性降低。如对硫磷、内吸磷经氧化后分别生成对氧磷、亚砜，使其毒性分别增加300倍和5倍，然后通过水解反应毒性降低。敌百虫代谢时，先转化为敌敌畏，使毒性成倍增加，然后经降解反应失去毒性。有机磷杀虫药代谢产物主要通过肾脏排泄，少量经肺排出。

（三）中毒机制

有机磷杀虫药的中毒机制主要是抑制体内胆碱酯酶的活性。正常情况下，胆碱能神经兴奋所释放的递质——乙酰胆碱不断被胆碱酯酶水解为乙酸及胆碱而失去活性。有机磷杀虫药能与体内胆碱酯酶迅速结合形成磷酰化胆碱酯酶，后者化学性质比较稳定，且无分解乙酰胆碱的能力，从而使体内乙酰胆碱大量蓄积，引起胆碱能神经先兴奋后抑制的一系列毒蕈碱样、烟碱样和中枢神经系统症状，严重者可昏迷，甚至因呼吸衰竭而死亡。长期接触有机磷杀虫药的人群，可耐受体内逐渐增高的乙酰胆碱，虽然胆碱酯酶活力显著降低，但临床症状却可能较轻。

三、病情评估与判断

（一）病情评估

1. 健康史　有口服、喷洒或其他方式有机磷杀虫药接触史，应了解毒物种类、剂量、中毒途径、中毒时间和中毒经过。患者身体污染部位或呼出气、呕吐物中闻及有机磷杀虫药所特有的大蒜臭味更有助于诊断。

2. 临床表现　急性中毒发病时间与毒物种类、剂量和侵入途径密切相关。口服中毒者多在10min 至 2h 内发病；吸入中毒者可在 30min 内发病；皮肤吸收中毒者常在接触后 2～6h 发病。

（1）毒蕈碱样症状：又称 M 样症状，出现最早，主要是副交感神经末梢兴奋所致，表现为平滑肌痉挛和腺体分泌增加。临床表现有恶心、呕吐、腹痛、腹泻、多汗、全身湿冷、流泪、流涎、流涕、尿频、大小便失禁、心跳减慢、瞳孔缩小（严重时呈针尖样缩小）、支气管痉挛和分泌物增加、咳嗽、气促等，严重患者可出现肺水肿。此类症状可用阿托品对抗。

（2）烟碱样症状：又称 N 样症状，是由于乙酰胆碱在横纹肌神经肌肉接头处过度蓄积，持续刺激突触后膜上烟碱受体所致。临床表现为颜面、眼睑、舌、四肢和全身横纹肌发生肌纤维颤动，甚至强直性痉挛。患者常有肌束颤动、牙关紧闭、抽搐、全身紧束压迫感，后期可出现肌力减退和瘫痪，甚至呼吸肌麻痹，引起周围性呼吸衰竭。乙酰胆碱还可刺激交感神经节，促使节后神经纤维末梢释放儿茶酚胺，引起血压增高、心跳加快和心律失常。此类症状不能用阿托品对抗。

（3）中枢神经系统症状：中枢神经系统受乙酰胆碱刺激后可有头痛、头晕、疲乏、共济失调、烦躁不安、谵妄、抽搐和昏迷等表现，部分发生呼吸、循环衰竭而死亡。

3. 辅助检查

（1）全血胆碱酯酶活力（CHE）测定：诊断有机磷杀虫药中毒的特异性实验指标，对判断中毒程度、疗效和预后均极为重要。一般以正常人的 CHE 值为 100%，降至 70% 以下即有意义，但需注意的是，CHE 下降程度并不与病情轻重完全平行。

（2）尿中有机磷杀虫药分解产物测定：如对硫磷和甲基对硫磷在体内氧化分解生成对硝基酚，敌百虫分解转化为三氯乙醇，检测尿中的对硝基酚或三氯乙醇有助于中毒的诊断。

（二）病情判断

1. 轻度中毒以毒蕈碱样症状为主，CHE 降为 50%～70%。
2. 中度中毒出现典型毒蕈碱样症状和烟碱样症状，CHE 降为 30%～50%。
3. 重度中毒除毒蕈碱样症状和烟碱样症状外，出现脑水肿、肺水肿、呼吸衰竭、抽搐、昏迷等，CHE 降至 30% 以下。

四、救治与护理

（一）救治原则

1. 迅速清除毒物　立即将患者撤离中毒现场。彻底清除未被机体吸收的毒物，如迅速脱去污染衣物，用肥皂水彻底清洗污染的皮肤、毛发、外耳道、手部、指甲，然后用微温水冲洗干净。口服中毒者，用清水反复洗胃，直至洗出液清亮为止，然后用硫酸钠导泻。

2. 紧急复苏　急性有机磷杀虫药中毒常因肺水肿、呼吸肌麻痹、呼吸衰竭而死亡。一旦发生上述情况，应紧急采取复苏措施：清除呼吸道分泌物，保持呼吸道通畅并给氧，必要时应用机械通气。心搏骤停时，立即行心肺复苏等抢救措施。

3. 解毒剂的应用 ①抗胆碱药：代表性药物为阿托品和盐酸戊乙奎醚；②胆碱酯酶复能剂：能使被抑制的胆碱酯酶恢复活力，常用药物有碘解磷定、氯解磷定等；③解磷注射液，为含有抗胆碱剂和复能剂的复方注射液，起效快，作用时间较长。解毒剂的应用原则为早期、足量、联合、重复用药。

4. 对症治疗 重度有机磷杀虫药中毒患者常伴有多种并发症，如酸中毒、低钾血症、严重心律失常、休克、消化道出血、肺内感染、DIC、MODS 等，应及时予以对症治疗。

（二）护理措施

1. 即刻护理措施 维持有效通气功能，如及时有效地清除呼吸道分泌物、正确维护气管插管和气管切开、正确应用机械通气等。

2. 洗胃护理 ①洗胃要及早、彻底和反复进行，直到洗出的胃液无农药味并澄清为止；②若不能确定有机磷杀虫药种类，则用清水或 0.45% 盐水彻底洗胃；③敌百虫中毒时应选用清水洗胃，忌用碳酸氢钠溶液和肥皂水洗胃；④洗胃过程中应密切观察患者生命体征的变化，若发生呼吸、心搏骤停，应立即停止洗胃并进行抢救。

3. 用药护理

（1）阿托品：可与乙酰胆碱争夺胆碱能受体，阻断乙酰胆碱作用，能有效解除或减轻毒蕈碱样症状和中枢神经系统症状，改善呼吸中枢抑制。其对烟碱样症状和呼吸肌麻痹所致的周围性呼吸衰竭无效，对胆碱酯酶复活亦无帮助。根据病情每 10～30min 或 1～2h 给药一次，直至毒蕈碱样症状消失或患者出现"阿托品化"表现，再逐渐减量或延长间隔时间。"阿托品化"表现包括：①瞳孔较前扩大；②颜面潮红；③皮肤干燥、腺体分泌物减少、无汗、口干；④肺部湿啰音消失；⑤心率增快。

护理上应注意：①"阿托品化"和阿托品中毒的剂量接近，因此使用过程中应严密观察病情变化，区别"阿托品化"与阿托品中毒（表 4.2）；②阿托品中毒时可导致室颤，应予以预防，给予充分吸氧，使血氧饱和度保持在正常水平；③注意观察并遵医嘱及时纠正酸中毒，因胆碱酯酶在酸性环境中作用减弱；④大量使用低浓度阿托品输液时，可发生血液低渗，致红细胞破坏，发生溶血性黄疸。

表 4.2 阿托品化与阿托品中毒的主要区别

	阿托品化	阿托品中毒
神经系统	意识清楚或模糊	谵妄、躁动、幻觉、双手抓空、抽搐、昏迷
皮肤	颜面潮红、干燥	紫红、干燥
瞳孔	由小扩大后不再缩小	极度散大
体温	正常或轻度升高	高热，>40℃
心率	≤120 次/分，脉搏快而有力	心动过速，甚至有室颤发生

（2）盐酸戊乙奎醚：一种新型长效抗胆碱药，主要选择性作用于脑、腺体、平滑肌等部位 M_1、M_3 型受体，而对心脏和神经元突触前膜 M_2 型受体无明显作用，因此对心率影响小。

在抢救急性有机磷杀虫药中毒时，与阿托品的区别为：①拮抗腺体分泌、平滑肌痉挛等 M 样症状的效应更强；②除拮抗 M 受体外，还有较强的拮抗 N 受体作用；③中枢和外周双重抗胆碱效应，且其中枢作用强于外周；④不引起心动过速，可避免药物诱发或加重心肌缺血；⑤半衰期长，无须频繁给药；⑥每次所用剂量较小，中毒发生率低。应用时也要求达到"阿托品化"，其判定标准与阿托品治疗时相似，但不包括心率增快。

（3）胆碱酯酶复能剂：能使被抑制的胆碱酯酶恢复活力，对解除烟碱样症状明显，但对毒蕈碱样症状作用较差，也不能对抗呼吸中枢的抑制，所以选择一种复能剂与阿托品合用，可取得协同效果。中毒后如果不及时应用复能剂治疗，被抑制的胆碱酯酶将在数小时至 2～3d 内变为不可逆性，即所谓"老化酶"，最后被破坏。复能剂对"老化酶"无效，故须早期、足量应用。

护理上应注意：①早期遵医嘱给药，边洗胃边应用特效解毒剂，首次应足量给药。②复能剂若应用过量、注射过快或未经稀释，可发生中毒，抑制胆碱酯酶，发生呼吸抑制。用药时应稀释后缓慢静推或静滴为宜。③复能剂在碱性溶液中不稳定，易水解成有剧毒的氰化物，所以禁与碱性药物配伍使用。④碘解磷定药液刺激性强，漏于皮下可引起剧痛及麻木感，应确定针头在血管内方可注射给药，不宜肌内注射用药。

4. 病情观察

（1）生命体征：有机磷杀虫药中毒所致的呼吸困难较常见，在抢救过程中应严密观察患者的体温、脉搏、呼吸、血压，即使在"阿托品化"后亦不应忽视。

（2）神志、瞳孔变化：多数患者中毒后即出现意识障碍，有些患者入院时神志清楚，但随着毒物的吸收很快陷入昏迷。瞳孔缩小为有机磷杀虫药中毒的体征之一，瞳孔扩大则为达到"阿托品化"的判断指标之一。严密观察神志、瞳孔的变化，有助于准确判断病情。

（3）中毒后"反跳"：某些有机磷杀虫药如乐果和马拉硫磷口服中毒，经急救临床症状好转后，可在数日至 1 周后，病情突然急剧恶化，再次出现急性中毒症状，甚至发生昏迷、肺水肿或突然死亡，此为中毒后"反跳"现象。其死亡率占急性有机磷杀虫药中毒者的 7%～8%，因此，应严密观察"反跳"的先兆症状，如胸闷、流涎、出汗、言语不清、吞咽困难等，若出现上述症状，应迅速通知医生进行处理，立即静脉补充阿托品，再次迅速达"阿托品化"。

（4）迟发性多发性神经病：少数患者（如甲胺磷、敌敌畏、乐果、敌百虫中毒）在急性中度或重度中毒症状消失后 2～3 周，可出现感觉型和运动型多发性神经病变，主要表现为肢体末端烧灼、疼痛、麻木以及下肢无力、瘫痪、四肢肌肉萎缩等，称为迟发性多发性神经病。

（5）中间型综合征：急性重度有机磷杀虫药（如甲胺磷、敌敌畏、乐果、久效磷等）中毒所引起的一组以肌无力为突出表现的综合征。因其发生时间介于急性症状缓解后与迟发性多发性神经病之间，故称为中间综合征。常发生于急性中毒后 1～4d，主要表现为屈颈肌、四肢近端肌肉以及第 3～7 对和第 9～12 对脑神经所支配的部分肌肉肌力减退，出现眼睑下垂、眼外展障碍和面瘫；病变累及呼吸肌时，常引起呼吸肌麻痹，并迅速进展为呼吸衰竭，甚至死亡。

5. 心理护理　护士应了解患者服毒或染毒的原因，根据不同的心理特点予以心理疏导，以诚恳的态度为患者提供情感上的支持，并认真做好家属的思想工作。

第二节　百草枯中毒

百草枯（PQ）又名克芜踪、对草快，是目前应用的除草剂之一，对人、牲畜有很强的毒性作用，在酸或中性溶液中稳定，接触土壤后迅速失活。百草枯可经胃肠道、皮肤和呼吸道吸收，我国报道中以口服中毒多见。

一、病因与中毒机制

常为口服自杀或误服中毒，成年人口服致死量为 2～6g。百草枯进入人体后，迅速分布到全身各器官组织，以肺和骨骼中浓度最高。其中毒机制尚未完全明确。目前一般认为，百草枯作为一种电子受体，作用于细胞内的氧化-还原过程，导致细胞膜脂质过氧化，引起以肺部病变为主类似于氧中毒损害的多脏器损害。病理改变：早期为肺泡充血、水肿、炎症细胞浸润，晚期为肺间质纤维化。百草枯对皮肤、黏膜亦有刺激性和腐蚀性。

二、病情评估与判断

（一）健康史

重点询问患者中毒的时间和经过、现场的急救措施、毒物侵入途径、服毒剂量及患者既往健康状况等。

（二）临床表现

患者的中毒表现与毒物的摄入途径、速度、量及其基础健康状态有关，也有个体差异。百草枯中毒患者绝大多数系口服所致，且常表现为多脏器功能损伤或衰竭，其中，肺的损害常见而突出。

（1）局部刺激反应：①皮肤接触部位发生接触性皮炎、皮肤灼伤，表现为暗红斑、水疱、溃疡等；②高浓度药物污染指甲，指甲可出现脱色、断裂甚至脱落；③眼睛接触药物则引起结膜、角膜灼伤，并可形成溃疡；④经呼吸道吸入后，产生鼻、喉刺激症状和鼻出血等。

（2）呼吸系统：肺损伤是最严重和最突出的病变。小剂量中毒者早期可无呼吸系统症状，少数患者表现为咳嗽、咳痰、胸闷、胸痛、呼吸困难、发绀及肺水肿。大剂量服毒者可在 24～48h 内出现呼吸困难、发绀、肺水肿、肺出血，常在 1～3d 内因急性呼吸窘迫综合征（ARDS）死亡。肺损伤者多于 2～3 周死于弥漫性肺纤维化所致的呼吸衰竭。

（3）消化系统：口服中毒者有口腔、咽喉部烧灼感，舌、咽、食管及胃黏膜糜烂、溃疡，吞咽困难、恶心、呕吐、腹痛、腹泻，甚至出现呕血、便血、胃肠穿孔等。部分患者于中毒后 2～3d 出现中毒性肝病，表现为肝大、肝区疼痛、黄疸、肝功能异常等。

（4）泌尿系统：中毒后 2～3d 可出现尿频、尿急、尿痛等膀胱刺激症状，尿常规、血肌酐和尿素氮异常，严重者发生急性肾衰竭。

（5）中枢神经系统：表现为头痛、头晕、幻觉、抽搐、昏迷等。

（6）其他：可有发热、心肌损害、纵隔及皮下气肿、贫血等。

（三）严重程度分型

1. 轻型 摄入量<20mg/kg，无临床症状或仅有口腔黏膜糜烂、溃疡，可出现呕吐、腹泻。

2. 中至重型 摄入量 20～40mg/kg，部分患者可存活，但多数患者 2～3 周内死于呼吸衰竭。服后立即呕吐者，数小时内出现口腔和喉部溃疡、腹痛、腹泻，1～4d 内出现心动过速、低血压、肝损害、肾衰竭，1～2 周内出现咳嗽、咯血、胸腔积液，随着肺纤维化出现，肺功能进行性恶化。

3. 暴发型 摄入量>40mg/kg，多数于中毒 1～4d 内死于多器官功能衰竭。口服后立即呕吐者，数小时到数天内出现口腔咽喉部溃疡、腹痛、腹泻、胰腺炎、中毒性心肌炎、肝肾衰竭、抽搐、昏迷甚至死亡。

（四）辅助检查

取患者尿液或血标本检测百草枯。血清百草枯检测有助于判断病情的严重程度和预后，血清百草枯浓度≥30mg/L，预后不良。服毒 6h 后尿液可测出百草枯。

三、救治与护理

（一）救治原则

百草枯中毒目前尚无特效解毒剂，尽量在中毒早期控制病情发展，阻止肺纤维化的发生。

（1）现场急救：一经发现，即给予催吐并口服白陶土悬液，或者就地取材用泥浆水 100～200mL 口服。

（2）减少毒物吸收：尽快脱去污染的衣物，清洗被污染的皮肤、毛发、眼部。给予洗胃、口服吸附剂、导泻等措施减少毒物的继续吸收。

（3）促进毒物排泄：除常规输液、应用利尿药外，应尽早在患者服毒后 6～12h 内进行血液灌流或血液透析，首选血液灌流，其对毒物的清除率是血液透析的 5～7 倍。

（4）防治肺损伤和肺纤维化：及早按医嘱给予自由基清除剂，如维生素 C、维生素 E、还原型谷胱甘肽、茶多酚等。早期大剂量应用肾上腺糖皮质激素，可延缓肺纤维化的发生，降低百草枯中毒的死亡率。中到重度中毒患者可使用环磷酰胺。

（5）对症与支持疗法：保护胃黏膜，保护肝、肾、心脏功能，防治肺水肿，积极控制感染。出现中毒性肝病、肾衰竭时提示预后差，应积极给予相应的治疗措施。

（二）护理措施

1. 即刻护理措施　①尽快脱去污染的衣物，用肥皂水彻底清洗被污染的皮肤、毛发；眼部受污染时立即用流动清水冲洗，时间＞15min。②用碱性液体（如肥皂水）充分洗胃后，口服吸附剂（活性炭或白陶土）以减少毒物的吸收，继之用 20%甘露醇（250mL 加等量水稀释）或 33%硫酸镁溶液 100mL 口服导泻；由于百草枯具有腐蚀性，洗胃时应避免动作过大导致食管或胃穿孔。③开放气道，保持呼吸道通畅。④按医嘱给予心电、血压监护，密切监测患者的生命体征。

2. 血液灌流的护理　①密切监测患者的生命体征，如有异常及时通知医生；②血液灌流中可能会出现血小板减少，密切注意患者有无出血倾向，如牙龈出血、便血、血尿、意识改变等，谨防颅内出血；③严格无菌操作，监测体温，预防感染；④妥善固定血管通路，防止脱管，观察敷料情况，定期给予换药。

3. 肺损伤的护理　监测血气分析指标，观察患者是否有呼吸困难、发绀等表现。一般不主张吸氧，以免加重肺损伤，故仅在 PaO_2＜40mmHg 或出现 ARDS 时可使用浓度＞21%的氧气吸入，或使用呼气末正压通气（PEEP）给氧。肺损伤早期给予正压机械通气联合使用激素对百草枯中毒引起的难治性低氧血症患者具有重要意义。

4. 消化道的护理　除早期有消化道穿孔的患者外，均应给予流质饮食，保护消化道黏膜，防止食管粘连、缩窄。应用质子泵抑制剂保护消化道黏膜。

5. 口腔溃疡的护理　加强对口腔溃疡、炎症的护理，可应用冰硼散、珍珠粉等喷洒于口腔创面，促进愈合，减少感染机会。

第五章

循环系统疾病的护理

第一节　高血压

　　高血压是一种以动脉压升高为主要特征，同时伴有心、脑、肾、血管等靶器官功能性或器质性损害及代谢改变的全身性疾病。我国目前采用的高血压诊断标准是《2005 年中国高血压诊治指南》，是在未用抗高血压药的情况下，收缩压≥18.67kPa 和（或）舒张压≥12.0kPa，按血压水平将高血压分为 3 级。收缩压≥18.67kPa 和舒张压＜12.0kPa 单列为单纯性收缩期高血压。患者有高血压史，目前正在用抗高血压药，血压虽然低于 18.67/12kPa，也应该诊断为高血压，见表5.1。

表 5.1　高血压诊断标准

类别	收缩压（mmHg）	舒张压（mmHg）
正常血压	＜120	＜80
正常高值	120~139	80~89
高血压	≥140	≥90
1 级高血压（轻度）	140~159	90~99
2 级高血压（中度）	160~179	100~109
3 级高血压（重度）	≥180	≥110
单纯收缩期高血压	≥140	＜90

　　注：若患者的收缩压与舒张压分属不同的级别，则以较高的分级为准。单纯收缩期高血压也可按照收缩压水平分为 1、2、3 级。1mmHg≈0.133kPa。

　　临床上高血压见于两类疾病，第一类为原发性高血压，又称高血压病，是一种以血压升高为主要临床表现而病因尚不明确的独立疾病（占所有高血压病患者的 90% 以上）。第二类为继发性高血压，又称症状性高血压，在这类疾病中病因明确，高血压是该种疾病的临床表现之一，血压可暂时性或持续性升高，如继发于急慢性肾小球肾炎、肾动脉狭窄等肾疾病之后的肾性高血压；继发于嗜络细胞瘤等内分泌疾病之后的内分泌性高血压；继发于脑瘤等疾病之后的神经源性高血压等。下面主要介绍原发性高血压。

一、病因和发病机制

（一）病因

高血压的病因尚未完全明了，可能与下列因素有关。

（1）遗传因素：调查表明，60% 左右的高血压病患者均有家族史，但遗传的方式未明。某些学者认为属单基因常染色体显性遗传，但也有学者认为属多基因遗传。

（2）环境因素：包括饮食习惯（如饮食中热能过高以致肥胖或超重）、职业、噪声、吸烟、气候改变、微量元素摄入不足和水质硬度等。

（3）神经精神因素，缺少运动或体力活动，精神紧张或情绪创伤与本病的发生有一定的关系。

（二）发病机制

有关高血压的发病原理的学说较多，包括精神神经源学说、内分泌学说、肾源学说、遗传学说及钠盐摄入过多学说等。各种学说各有其根据，综合起来认为，高级神经中枢功能失调在发病中占主导地位，体液、内分泌因素、肾脏及钠盐摄入过多也参与本病的发病过程。

外界环境的不良刺激及某些不利的内在因素，引起剧烈、反复、长时间的精神紧张和情绪波动，导致大脑皮质功能障碍和下丘脑神经内分泌中枢功能失调。由此可通过下列几条途径促使周围小动脉痉挛，进而形成高血压：①皮质下血管舒缩中枢形成了以血管收缩神经冲动占优势的兴奋灶，引起细小动脉痉挛，外周血管阻力增加，血压增高；②大脑皮质功能失调可引起神经垂体释放更多的血管升压素，后者可直接引起小动脉痉挛，也可通过肾素-醛固酮系统，引起钠潴留，进一步促使小动脉痉挛；③大脑皮质功能失调也可引起垂体前叶促肾上腺皮质激素（ACTH）和肾上腺皮质激素分泌增加，促使钠潴留；④大脑皮质功能失调还可引起肾上腺髓质激素分泌增多，后者可直接引起小动脉痉挛，也可通过增加心输出量进一步加重高血压。

二、临床表现

（一）一般表现

大多数的高血压患者在血压升高早期仅有轻微的自觉症状，如头痛、头晕、失眠、耳鸣、烦躁、工作和学习精力不易集中，容易出现疲劳等。

（二）并发症

并发症有疼痛或出现颈背部肌肉酸痛紧张感。血压持久升高可导致心、脑、肾、血管等靶器官受损的表现。当出现心慌、气促、胸闷、心前区疼痛时表明心脏已受累；出现尿频、多尿、尿液清淡时表明肾脏受累；如果高血压患者突然出现神志不清、呼吸深沉不规则、大小便失禁等，提示可能发生脑出血；如果是逐渐出现一侧肢体活动不利、麻木甚至麻痹，应当怀疑有脑血栓的形成。

（三）高血压危险度分层

根据心血管危险因素和靶器官受损的情况分为低危、中危、高危和很高危组。

（1）低危组：男性年龄<55岁、女性年龄<65岁，高血压1级、无其他危险因素者，属低危组。典型情况下，10年随访中患者发生主要心血管事件的危险<15%。

（2）中危组：高血压2级或1～2级同时有1～2个危险因素，患者应否给予药物治疗，开始药物治疗前应经多长时间的观察，医生须予以十分缜密的判断。典型情况下，该组患者在随后10年内发生主要心血管事件的危险为15%～20%，若患者属高血压1级，兼有一种危险因素，10年内发生心血管事件危险约为15%。

（3）高危组：高血压水平属1级或2级，兼有3种或更多危险因素、兼患糖尿病或靶器官损害或高血压水平属3级但无其他危险因素患者属高危组。典型情况下，他们在随后10年间发生主要心血管事件的危险为20%～30%。

（4）很高危组：高血压 3 级同时有 1 种以上危险因素或兼患糖尿病或靶器官损害，或高血压 1～3 级并有临床相关疾病。典型情况下，随后 10 年间发生主要心血管事件的危险≥30%，应迅速开始最积极的治疗。

（四）几种特殊高血压类型

1. 高血压危象　在高血压疾病发展过程中，因为劳累、紧张、精神创伤、寒冷所诱发，出现烦躁不安、心慌、多汗、手足发抖、面色苍白、异常兴奋等临床表现，可伴有心绞痛、心力衰竭，也可伴有高血压脑病的临床表现。血压升高以收缩压升高为主，往往收缩压＞26.66kPa。

2. 高血压脑病　在高血压疾病发展过程中，因为劳累、紧张、情绪激动等诱发急性脑血液循环障碍，引起脑水肿和颅内压增高，出现头痛、呕吐、烦躁不安、心跳慢、视物模糊、意识障碍甚至昏迷等临床表现。血压升高以舒张压升高为主，往往舒张压＞16.0kPa。

3. 恶性高血压　又称急进性高血压，是指舒张压和收缩压均显著增高，病情进展迅速，常伴有视网膜病变，多见于青年人，常常出现头晕、头痛、视物模糊、心慌、气短、体重减轻等临床表现，舒张压常＞17.33kPa，易并发心、脑、肾等重要脏器的严重并发症，短时间内可因肾衰竭而死亡。

三、治疗

（一）药物治疗

临床上常用的降压药物主要有六大类：利尿药、α-受体阻滞剂、钙通道阻滞药（CCBS）、血管紧张素转换酶抑制药（ACEI）、β-受体阻滞剂及血管紧张素Ⅱ受体拮抗药（ARBS）。临床试验结果证实，几种降血压药物均能减少高血压并发症。

1. 治疗目标　抗高血压治疗的最终目标是减少心血管和肾脏疾病的发病率和病死率。多数高血压患者，特别是 50 岁以上者 SBP 达标时，DBP 也会达标，治疗重点应放在 SBP 达标上。普通高血压患者降至 18.7/12.0kPa 以下，糖尿病、肾病等高危患者降压目标是＜17.3/10.7kPa 以下，老年高血压患者的收缩压降至 20.0kPa 以下。

需要说明的是，降压目标是 18.7/12.0kPa 以下，而不仅仅是达到 18.7/12.0kPa。如患者耐受，还可进一步降低，如对年轻高血压患者可降至 17.3/10.7kPa 或 16.0/10.7kPa。

2. 治疗原则　高血压的治疗应全面考虑患者的血压升高水平、并存的危险因素、临床情况及靶器官损害，确定合理的治疗方案。对不同危险等级的高血压患者应采用不同的治疗原则。选择抗高血压药物时应考虑对其他伴随疾病存在有利和不利的影响。

（1）潜在的有利影响：噻嗪类利尿药有助于延缓骨质疏松患者的矿物质脱失。β-受体阻滞剂可治疗心房快速房性心律失常或心房颤动、偏头痛、甲状腺功能亢进（短期应用）、特发性震颤或手术期高血压。CCB 治疗雷诺综合征和某些心律失常。α-受体阻滞剂可治疗前列腺疾病。

（2）潜在的不利影响：噻嗪类利尿药慎用于痛风或有明显低钠血症史的患者。β-受体阻滞剂禁用于哮喘、变应性气管疾病、二度或三度房室传导阻滞。ACEI 和 ARB 不适于准备怀孕的妇女，禁用于孕妇。ACEI 不适于有血管性水肿病史的患者。醛固酮拮抗药和保钾利尿药会导致高钾血症，应避免用于服药前血清钾超过 5.0mmol/L 的患者。

3. 治疗的有效措施

（1）降低高血压患者的血压水平是预防脑卒中及冠心病的根本，只要降低高血压患者的血压水平，就对患者有益处。

（2）由于大多数高血压患者需要两种或以上药物联合应用才能达到目标血压，故提倡小剂量降压药的联合应用或固定剂量复方制剂的应用。

（3）利尿药、β-受体阻滞剂、ACE 抑制药、钙通道阻滞药、血管紧张素受体拮抗药及小剂量复方制剂均可作为初始或维持治疗高血压的药物。

（4）推荐应用每日口服 1 次，降压效果维持 24h 的降压药，强调长期有规律的抗高血压治疗，达到有效、平稳、长期控制的要求。

（二）非药物治疗

非药物治疗是高血压的基础治疗，主要通过改善不合理的生活方式，减低危险因素水平，进而使血压水平下降。对 1 级高血压患者，仅通过非药物治疗就有可能使血压降至正常水平。对于必须接受药物治疗的 2、3 级高血压患者，非药物治疗可以提高药物疗效，减少药物用量，从而降低药物的不良反应，减少治疗费用（表 5.2）。

表 5.2　防治高血压的非药物治疗

措施	目标	收缩压下降范围
减重	减少热量，膳食平衡，增加运动，BMI 保持 20~24kg/m²	0.67~2.66kPa/减重 10kg
膳食限盐	北方首先将每人每日平均食盐量降至 8g，以后再降至 6g，南方可控制在 6g 以下	0.27~1.06kPa
减少膳食脂肪	总脂肪量<总热量的 30%，饱和脂肪量<10%，增加新鲜蔬菜每日 400~500g、水果 100g、肉类 50~100g、鱼虾类 50g，蛋类每周 3~4 枚，奶类每日 250g，每日食油 20~25g，少吃糖类和甜食	—
增加及保持适当体力活动	一般每周运动 3~5 次，每次持续 20~60min，如运动后自我感觉良好，且保持理想体重，则表明运动量和运动方式合适	0.53~1.20kPa
保持乐观心态，提高应激能力	通过宣教和咨询，提高人群的自我防病能力，提倡选择适合个体的体育、绘画等文化活动，增加老年人的社交机会，提高生活质量	—
戒烟，限酒	不吸烟；不提倡饮酒，如饮酒，男性每日饮酒精量不超过 25g，即葡萄酒小于 100~150mL（相当于 2~3 两），或啤酒小于 250~500mL（相当于 0.5~1 斤），或白酒小于 25~50mL（相当于 0.5~1 两）；女性则减半量，孕妇不饮酒。不提倡饮高度烈性酒。高血压及心脑血管病患者应尽量戒酒	0.27~0.53kPa

注：BMI 体重指数=体重/身高²（kg/m²）。

（三）特殊人群高血压治疗方案

1. 老年高血压　65 岁以上的老年人中 2/3 以上有高血压，老年人降压治疗强调平缓降压，应给予长效制剂，对可耐受者应尽可能降至 18.7/12.0kPa 以下，但舒张压不宜低于 8.0kPa，否则是预后不佳的危险因素。

2. 糖尿病　常并发血脂异常、直立性低血压、肾功能不全、冠心病，选择降压药应兼顾或至少不加重这些异常。

3. 冠心病　高血压并发冠心病的患者发生再次梗死或猝死的机会要高于不并发高血压的冠心病患者，它们均与高血压有直接关系，应积极治疗。研究显示，伴有冠心病的高血压患者，不论选用 β-受体阻滞剂还是钙通道阻滞药，作为控制血压的一线药物，最后结果是一样的。

4. 脑血管病　对于病情稳定的非急性期脑血管病患者，血压水平应控制在 18.7/12.0kPa 以下。

急性期脑血管病患者另作别论。

5. 肾脏损害 血肌酐<221μmol/L，首选 ACEI，因其对减少蛋白尿及延缓肾病变的进展有利；血肌酐>265μmol/L 应停用 ACEI，可选择钙通道阻滞药、α-受体阻滞剂、β-受体阻滞剂。伴有肾脏损害或有蛋白尿的患者（24h 蛋白尿>1g），控制血压宜更严格。

6. 妊娠高血压 因妊娠早期的血管扩张作用，在妊娠 20 周前，轻度高血压的患者无须药物治疗，从 16 周至分娩通常使用的较为安全的药物包括甲基多巴、β-受体阻滞剂、肼屈嗪（短期），降低所有心血管危险因素，须停止吸烟。改变生活方式产生的效果与量和时间有关，某些人的效果更好。

四、高血压病常见护理问题

（一）疼痛：头痛

1. 相关因素 与血压升高有关。
2. 临床表现 头部疼痛。
3. 护理措施

（1）评估患者头痛的情况，如头痛程度（长海痛尺）、持续时间，是否有恶心、呕吐、视物模糊等伴随症状。

（2）尽量减少或避免引起或加重头痛的因素，保持病室环境安静，减少探视，护理人员做到操作轻、说话轻、走路轻、关门轻，保证患者有充足的睡眠。

（3）向患者讲解引起头痛的原因，嘱患者合理安排工作和休息，避免劳累、精神紧张、情绪激动等，戒烟、酒。

（4）指导患者放松的技巧，如听轻音乐、缓慢呼吸等。

（5）告知患者控制血压稳定和坚持长期、规律服药的重要性，加强患者的服药依从性。

（二）活动无耐力

1. 相关因素 与并发心力衰竭有关。
2. 临床表现 乏力，轻微活动后即感呼吸困难、无力等。
3. 护理措施

（1）告知患者引起乏力的原因，尽量减少增加心脏负担的因素，如剧烈活动等。

（2）评估患者心功能状态，评估患者活动情况，根据患者的心功能情况制订合理的活动计划。督促患者坚持动静结合，循序渐进地增加活动量。

（3）嘱患者一旦出现心慌、呼吸困难、胸闷等情况应立即停止活动，保证休息，并以此作为最大活动量的指征。

（三）有受伤的危险

1. 相关因素 与头晕、视物模糊有关。
2. 临床表现 头晕、眼花、视物模糊，严重时可出现晕厥。
3. 护理措施

（1）警惕急性低血压反应，避免剧烈运动、突然改变体位，改变体位时动作应缓慢，特别是夜间起床时；服药后不要站立太久，因为长时间的站立会使腿部血管扩张，血流增加，导致脑部供血不足；避免用过热的水洗澡，防止周围血管扩张导致晕厥。

（2）出现晕厥、恶心、乏力时应立即平卧，头低足高位，促进静脉回流，增加脑部的血液供应。上厕所或外出应有人陪伴，若头晕严重应尽量卧床休息，床上大小便。

（3）避免受伤：活动场所应灯光明亮，地面防滑，厕所安装扶手，房间应减少障碍物。

（4）密切检测血压的变化，避免血压过高或过低。

（四）执行治疗方案无效

1. 相关因素　与缺乏相应治疗知识和治疗长期性、复杂性有关。

2. 临床表现　不能遵医嘱按时服药。

3. 护理措施

（1）告知患者按时服药的重要性，不能血压正常时就自行停药。

（2）嘱患者定期门诊随访，监测血压控制情况。

（3）坚持服药的同时还要注意观察药物的不良反应，如使用利尿药时应注意监测血钾水平，防止低血钾；用 β –受体阻滞剂应注意其抑制心肌收缩力、心动过缓、支气管痉挛、低血糖等不良反应；使用血管紧张素转换酶（ACE）抑制应注意其头晕、咳嗽、肾功能损害等不良反应。

（五）潜在并发症：高血压危重症

1. 相关因素　与血压短时间突然升高有关。

2. 临床表现　在高血压病程中，患者血压显著升高，出现头痛、烦躁、心悸、气急、恶心、呕吐、视物模糊等。

3. 护理措施

（1）患者应进入加强监护室，绝对卧床休息，避免一切不良刺激，保证良好的休息环境。持续监测血压和尽快应用适合的降压药。

（2）安抚患者，做好心理护理，严密观察患者病情变化。

（3）迅速减压，静脉输注降压药，1h 使平均动脉血压迅速下降但不超过 25%，在以后的 2～6h 内血压降至 21.33kPa。血压过度降低可引起肾、脑或冠状动脉缺血。如果这样的血压水平可耐受和临床情况稳定，在以后 24～48h 逐步降低血压达到正常水平。

（4）急症常用降压药有硝普钠（静脉注射）、尼卡地平、乌拉地尔、二氮嗪、肼屈嗪、拉贝洛尔、艾司洛尔、酚妥拉明等。用药时注意效果及有无不良反应，如静滴硝酸甘油等药物时应注意监测血压变化。

（5）向患者讲明遵医嘱按时服药、保证血压稳定的重要性，争取患者及其家属的配合。

（6）告知患者如出现血压急剧升高、剧烈头痛、呕吐等不适应及时来院就诊。

（7）协助生活护理，勤巡视病房，勤询问患者的生活需要。

五、健康教育

高血压的健康教育就是根据文化、经济、环境和地理的差异，针对不同的目标人群采用多种形式进行信息的传播，公众教育应着重于宣传高血压的特点、原因和并发症的有关知识；它的可预防性和可治疗性及生活方式在高血压的预防和治疗中的作用。尤其应针对不同人群开展不同内容的健康教育。

（一）随访教育

1. 教育诊断　确定患者的目前行为状况、知识、技能水平和学习能力、态度和信念及近期内患者首先要采取改变的问题。

2. 咨询指导　指导要具体化，行为改变从小量开始，多方面参与支持，从各方面给患者持续、一致、正面的健康信息，可加强患者行为的改变。要加强家庭和朋友的参与。

3. 随访和监测 定期随访患者，及时评价和反馈，并继续设定下一步的目标，将可使患者改变的行为巩固和持续下去。一旦开始应用抗高血压药物治疗，多数患者应每月随诊，调整用药直至达到目标血压。2 级高血压或有复杂并发症的患者应增加随访的次数。每年至少监测 1 或 2 次血钾和肌酐。如血压已达标并保持稳定，可每隔 3～6 个月随访 1 次。如有伴随疾病如心力衰竭，或并发其他疾病如糖尿病，或实验室检查的需要均会影响随诊的频率。其他的心血管危险因素也应达到相应的治疗目标，并大力提倡戒烟。由于未控制的高血压患者服用小剂量阿司匹林脑出血的危险增加，只有在血压控制的前提下，才提倡小剂量阿司匹林治疗。

（二）饮食指导

在利尿药及其他降压药问世以前，高血压的治疗主要以饮食为主，随着药物学的发展，饮食治疗逐渐降至次要地位。然而，近年来关于高血压病病因和发病机制的研究又促进人们重新评价营养在本病防治中的重要作用。其主要原因是：第一，高血压病作为一种常见病，其发生与环境因素，特别是与营养因素密切相关；第二，现有的各种降压药物均有一定的不良反应，而营养治疗不仅具有一定的疗效，而且合乎生理，因此更适于大规模人群的防治。

1. 营养因素在高血压病防治中的作用

（1）钠和钾的摄入与高血压病的发病和防治有关：第一，流行病学方面的大量资料表明，高血压病的发病率与居民膳食中的钠盐摄入量呈显著正相关。第二，临床观察发现，不少轻度高血压患者，只需中度限制钠盐摄入，即可使其血压降至正常范围。即使是重度或顽固性高血压病患者，低盐饮食也常可增加药物疗效，减少用药剂量。第三，动物实验表明，钠盐摄入过多可使小鸡和大鼠形成高血压，血压增高的程度与盐量成正比。进一步研究还表明，钠盐对血压的影响与遗传因素有关。通过近亲交配所产生的对盐敏感的大鼠，即使喂以钠盐不高的饲料，也可产生高血压。钠盐摄入过多引起高血压的机制尚未明了，据认为可能与细胞外液扩张、心输出量增加、组织过分灌注有关，以致周围血管阻力增加和血压增高。有人发现，高血压患者的小动脉中每单位干重所含钠盐较正常人为高，这可使动脉壁增厚、血管阻力增加，也可使血管的舒缩性发生改变。

不论动物实验或人体观察均提示钾具有对抗钠所引起的不利作用。临床观察表明，氯化钾可使血压呈规律性下降，而氯化钠则可使之上升。

（2）水质硬度和微量元素，软水地区高血压的发病率较硬水地区为高，这可能与微量元素镉有关。动物实验已证明，镉可引起大鼠的高血压，而当用镉的螯合剂时则可使其逆转。上海市高血压病研究所发现，不论健康人或高血压患者的血压增高都与血中镉含量的对数呈正相关。锌具有对抗镉的作用，其含量降低可使血压升高。此外，也有报道提到镁对高血压患者有扩张血管作用，能使大多数类型患者的心输出量增加。

（3）其他因素：热能、蛋白质、糖类和脂肪等也与本病的发生和防治有一定的联系。

2. 防治措施

（1）限制钠盐摄入：健康成人每天钠的需要量仅为 200mg（相当于 0.5g 食盐）。WHO 建议每人每日食盐量不超过 6g。我国膳食中约 80% 的钠来自烹调或含盐高的腌制品，因此，限盐首先要减少烹调用盐及含盐高的调料，少食各种咸菜及盐腌食品。根据 WHO 的建议，北方居民应减少日常用盐的一半，南方居民应减少 1/3。

（2）减少膳食脂肪，补充适量优质蛋白质：有流行病学资料显示，即使不减少膳食中的钠和不减重，如果将膳食脂肪控制在总热量 25% 以下，P/S 比值维持在 1，连续 40d 可使男性的 SBP 和 DBP 下降 12%，女性下降 5%。有研究表明，每周吃鱼 4 次以上与吃鱼最少人的相比，冠心病的发病率减少 28%。

建议改善动物性食物结构，减少食用脂肪含量高的猪肉，增加食用含蛋白质较高而脂肪较少的禽类及鱼类。蛋白质占总热量15%左右，动物蛋白占总蛋白质20%。蛋白质质量依次为：奶、蛋、鱼、虾、鸡、鸭、猪、牛、羊肉；植物蛋白中豆类最好。

（3）注意补充钾和钙：研究资料表明，钾与血压呈明显负相关，中国膳食低钾、低钙，因此要增加含钾多、含钙高的食物，如绿叶菜、鲜奶、豆类制品等。这一点在使用利尿药，特别是当血钾含量偏低时尤为重要。

（4）多吃蔬菜和水果：增加蔬菜或水果摄入，减少脂肪摄入可使 SBP 和 DBP 有所下降。素食者比肉食者有较低的血压，其降压的作用可能基于水果、蔬菜、食物纤维和低脂肪的综合作用。人类饮食应以素食为主，肉量适当最理想。

（5）限制饮酒：尽管有研究表明，非常少量地饮酒可能减少冠心病发病的危险，但是饮酒和血压水平及高血压患病率之间却呈线性相关，大量饮酒可诱发心脑血管事件发作。因此，不提倡用少量饮酒预防冠心病，提倡高血压患者戒酒，因饮酒可增加服用降压药物的耐药性。如饮酒，建议每日饮酒量应为少量，男性饮酒的酒精不超过25g，即葡萄酒＜150mL，或啤酒＜500mL，或白酒＜50mL；女性则减半量，孕妇不饮酒。不提倡饮高度烈性酒。WHO 对酒的新建议是越少越好。

（三）心理护理

1. 评估患者　通过问诊了解患者的家庭、社会、文化状况及行为，分析患者的心理，向患者解释造成高血压最主要的原因及疾病的转归，再向患者说明高血压可以控制，甚至可以治愈，从而增强患者战胜疾病的信心。

2. 克服心理障碍　针对中年高血压患者存在的不良心理进行施护。①麻痹大意心理：自以为年轻，身强力壮，采取无所谓的态度。针对这种心理，首先要唤起患者对疾病的重视，使之认识到防治高血压的重要性，在调养方法和注意事项上给予正确的引导，使之配合医生治疗，同时给患者制订个体化健康教育计划，并调动家属参与治疗活动，配合医护完成治疗任务，使之早日康复。②焦虑、紧张、恐惧心理：一些患者，认为高血压是终身疾病，而且还会因此得心脑血管病，于是，久而久之产生焦虑恐惧心理。采取的措施是暗示诱导，应诱导患者使其注意力从一个客体转移到另一个客体，从而打破原来心理上存在的恶性循环，保持乐观情绪，轻松愉快地接受治疗，以达到防病治病的目的。

（四）正确测量血压

血压测量是诊断高血压及评估其严重程度的主要手段，目前主要采用以下3种方法。

1. 诊所血压　目前临床诊断高血压和分级的标准方法，由医护人员在标准条件下按统一的规范进行测量。具体要求如下。

（1）选择符合计量标准的水银柱血压计或者经国际标准（BHS 和 AAMD）检验合格的电子血压计进行测量。

（2）使用大小合适的袖带，袖带气囊至少应包裹80%的上臂。大多数人的臂围为25～35cm，应使用长35cm、宽12～13cm规格气囊的袖带；肥胖者或臂围大者应使用大规格袖带；儿童使用小规格袖带。

（3）被测量者至少安静休息 5min，在测量前 30min 内禁止吸烟或饮咖啡，排空膀胱。

（4）被测量者取坐位，最好坐靠背椅，裸露右上臂，上臂与心脏处在同一水平。如果怀疑外周血管病，首次就诊时应测量左、右上臂血压。特殊情况下可以取卧位或站立位。老年人、糖尿病患者及出现直立性低血压情况者，应加测直立位血压。直立位血压应在卧位改为直立位后 1min 和 5min 时测量。

（5）将袖带缚于被测者的上臂，袖带的下缘应在肘弯上 2.5cm，松紧适宜。将听诊器探头置于肱动脉搏动处。

（6）测量时快速充气，使气囊内压力达到桡动脉搏动消失后再升高 30mmHg（4.0kPa），然后以恒定的速率（0.3～0.8kPa/s）缓慢放气。在心率缓慢者，放气速率应更慢些。获得舒张压读数后，快速放气至零。

（7）在放气过程中仔细听取柯氏音，观察柯氏音第 1 时相（第一音）和第 5 时相（消失音）水银柱凸面的垂直高度。收缩压读数取柯氏音第 1 时相，舒张压读数取柯氏音第 5 时相。＜12 岁儿童、妊娠妇女、严重贫血、甲状腺功能亢进、主动脉瓣关闭不全及柯氏音不消失者，以柯氏音第 4 时相（变音）定为舒张压。

（8）血压单位在临床使用时采用毫米汞柱（mmHg），在我国正式出版物中注明毫米汞柱与千帕（kPa）的换算关系，1mmHg≈0.133kPa。

（9）应相隔 1～2min 重复测量，取 2 次读数的平均值记录。如果收缩压或舒张压的 2 次读数相差 0.67kPa 以上，应再次测量，取 3 次读数的平均值记录。

2. 自测血压　对于评估血压水平及严重程度，评价降压效应，改善治疗依从性，增强治疗的主动参与，自测血压具有独特优点，且无白大衣效应，可重复性较好。目前，患者家庭自测血压在评价血压水平和指导降压治疗上已经成为诊所血压的重要补充。然而，对于精神焦虑或根据血压读数常自行改变治疗方案的患者，不建议自测血压。推荐使用符合国际标准的上臂式全自动或半自动电子血压计，正常上限参考值为 18.0/11.3kPa。应注意患者向医生报告自测血压数据时可能有主观选择性，即报告偏差，患者有意或无意选择较高或较低的血压读数向医生报告，影响医生判断病情和修改治疗。有记忆存储数据功能的电子血压计可克服报告偏差。血压读数的报告方式可采用每周或每月的平均值。家庭自测血压低于诊所血压，家庭自测血压 18.0/11.3kPa 相当于诊所血压 18.7/12.0kPa。对血压正常的人建议定期测量血压（20～29 岁，每 2 年测 1 次；30 岁以上每年至少 1 次）。

3. 动态血压

（1）动态血压监测能提供日常活动和睡眠时血压的情况，动态血压监测提供评价在无靶器官损害的情况下（白大衣效应）高血压的可靠证据，也有助于评估明显耐药的患者，抗高血压药物引起的低血压综合征，阵发性高血压及自主神经功能失调。动态血压测值常低于诊所血压测值。通常高血压患者清醒时血压≥18.0/11.3kPa，睡眠时≥16.0/10.0kPa。动态血压监测值与靶器官损害的相关性优于诊所血压。动态血压监测能提供血压升高占测量总数的百分比、整体血压负荷及睡眠时血压降低的程度。大多数人在夜间血压下降 10%～20%，如果不存在这种血压下降现象，则其发生心血管事件的危险会增加。

（2）动态血压测量应使用符合国际标准的监测仪：动态血压的正常值推荐以下国内参考标准，24h 平均值＜17.3/10.7kPa，白昼平均值＜18.0/11.3kPa，夜间平均值＜16.7/10.0kPa。正常情况下，夜间血压均值比白昼血压值低 10%～15%。

（3）动态血压监测在临床上可用于诊断白大衣性高血压、隐蔽性高血压、顽固难治性高血压、发作性高血压或低血压，评估血压升高严重程度，但是目前主要仍用于临床研究，例如评估心血管调节机制、预后意义、新药或治疗方案疗效考核等，不能取代诊所血压测量。

（4）动态血压测量时应注意以下问题：①测量时间间隔应设定一般为每 30min 测 1 次。可根据需要而设定所需的时间间隔。②指导患者的日常活动，避免剧烈运动。测血压时患者上臂要保持伸展和静止状态。③若首次检查由于伪迹较多而使读数＜80%的预期值，应再次测量。④可根据24h平均血压，日间血压或夜间血压进行临床决策参考，但倾向于应用24h平均血压。

（五）适量运动

1. 运动的作用 运动除了可以促进血液循环、降低胆固醇的生成外，并能增强肌肉、骨骼，减少关节僵硬的发生，还能增加食欲，促进肠胃蠕动、预防便秘、改善睡眠。

2. 运动的形式 最好养成持续运动的习惯，对中老年人应包括有氧、伸展及增强肌力练习3类，具体项目可选择步行、慢跑、太极拳、门球等。

3. 运动强度的控制 每个参加运动的人，特别是中老年人和高血压患者，在运动前最好了解一下自己的身体状况，以决定自己的运动种类、强度、频度和持续运动时间。运动强度必须因人而异，按科学锻炼的要求，常用运动强度指标可用运动时最大心率达到180（或170）次/分减去年龄，如50岁的人运动心率为120～130次/分，如果求精确，则采用最大心率的60%～85%作为运动适宜心率，须在医生指导下进行。运动频度一般要求每周3～5次，每次持续20～60min即可，可根据运动者的身体状况和所选择的运动种类及气候条件等而定。

（六）在医生指导下正确用药

1. 减药 高血压患者一般须终身治疗。患者经确诊为高血压后若自行停药，其血压（或迟或早）终将恢复到治疗前的水平。但患者的血压若长期控制，可以试图小心、逐步地减少服药数或剂量。尤其是认真地进行非药物治疗，密切地观察改进生活方式进度和效果的患者。患者在试行这种"逐步减药"时，应十分仔细地监测血压。

2. 记录 一般高血压病患者的治疗时间长达数十年，治疗方案会有多次变换，包括药物的选择。最好建议患者详细记录其用过的治疗药物及其疗效。医生则更应为经手治疗的患者保存充分的记录，随时备用。

3. 剂量的调整 对大多数非重症或急症高血压，要寻找其最小有效耐受剂量药物，也不宜降压太快。故开始给小剂量药物，1个月后如疗效不够而不良反应少或可耐受，可增加剂量；如出现不良反应不能耐受，则改用另一类药物。随访期间血压的测量应在每天的同一时间，对重症高血压，须及早控制其血压，可以较早递增剂量和合并用药。随访时除患者主观感觉外，还要做必要的化验检查，以了解靶器官状况和有无药物不良反应。对于非重症或急症高血压，经治疗血压长期稳定达1年以上，可以考虑减少剂量，目的为减少药物的可能不良反应，但以不影响疗效为前提。

（1）选择针对性强的降血压药：降血压药物品种很多，个体差异很大，同一种药物不同的患者服用后的效果会因人而异。对医生开的降血压药，护理人员和患者必须了解药物的名称、作用、剂量、用法、不良反应等，并遵照医嘱按时服药。

（2）合适的剂量：一般由小剂量开始，逐渐调整到合适的剂量。晚上睡觉前的治疗剂量，尤其要偏小，因入睡后如果血压降得太低，则易出现脑动脉血栓形成。药品剂量不能忽大忽小，否则血压波动太大，会造成实质性脏器的损伤。

（3）不能急于求成：如血压降得太低，常会引起急性缺血性脑血管病和心脏缺血性疾病的发生。

（4）不要轻易中断治疗：应用降血压药的过程中，症状改善后，仍须坚持长期服药，也不可随意减少剂量，必须听从医生的治疗安排。

（5）不宜频繁更换降血压药物：各种降血压药，在人体内的作用时间不尽相同，更换降血压药时，往往会引起血压的波动，换降血压药必须在医生的指导下进行，不宜多种药合用，以避免药物不良反应。

（6）对于患痴呆症或意识不清的老人，护理人员必须协助服药，并帮助管理好药物，以免发生危险。

（7）注意观察不良反应，必要时采取相应的防范措施，若患者突然出现头痛、多汗、恶心、呕吐、烦躁、心慌等症状，家人协助患者立即平卧抬高头部，用湿毛巾敷在头部；测量血压，若血压过高，应用硝苯地平嚼碎舌下含服，以快速降血压；如果半小时后血压仍不下降，且症状明显，应立即去医院就诊。

第二节 心绞痛

心绞痛是因冠状动脉供血不足，心肌急剧、暂时性缺血与缺氧引起的综合征。其特点为阵发性的前胸压榨性疼痛感觉，主要位于胸骨后部，可放射至左上肢，常发生于劳累或情绪激动时，持续数分钟，休息或服用硝酸酯制剂后消失。本病多见于男性，多数患者在 40 岁以上，劳累、情绪激动、饱食、受寒、阴雨天气、急性循环衰竭等为常见的诱因。

一、病因

1. 基本病因　对心脏予以机械性刺激并不引起疼痛，但心肌缺血、缺氧则引起疼痛。当冠状动脉的"供血"与心肌的"需氧"出现矛盾，冠状动脉血流量不能满足心肌代谢需要时，引起心肌急剧、暂时性缺血、缺氧时，即产生心绞痛。

2. 其他病因　除冠状动脉粥样硬化外，主动脉瓣狭窄或关闭不全、梅毒性主动脉炎、肥厚型心肌病、先天性冠状动脉畸形、风湿性冠状动脉炎，都可引起冠状动脉在心室舒张期充盈障碍，引发心绞痛。

二、临床表现与诊断

（一）临床表现

1. 心绞痛

（1）部位：典型心绞痛主要在胸骨体上段或中段之后，可波及心前区，有手掌大小范围，可放射至左肩、左上肢前内侧，达无名指和小指；不典型心绞痛疼痛可位于胸骨下段、左心前区或上腹部，放射至颈、下颌、左肩胛部或右前胸。

（2）性质：胸痛为压迫、发闷或紧缩性，也可有烧灼感。发作时，患者往往不自觉地停止原来的活动，直至症状缓解。

（3）诱因：典型的心绞痛常在相似的条件下发生。以体力劳累为主，其次为情绪激动。登楼、平地快步走、饱餐后步行、逆风行走，甚至用力大便或将臂举过头部的轻微动作，暴露于寒冷环境、进冷饮、身体其他部位的疼痛，及恐怖、紧张、发怒、烦恼等情绪变化，都可诱发。晨间痛阈低，轻微劳力如刷牙、剃须、步行即可引起发作；上午及下午痛阈提高，则较重的劳力亦可不诱发。

（4）时间：疼痛出现后常逐步加重，然后在 3～5min 内逐渐消失，一般在停止原活动后缓解。一般为 1～15min，多数 3～5min，偶可达 30min 的，可数天或数星期发作 1 次，亦可 1d 内发作多次。

（5）硝酸甘油的效应：舌下含用硝酸甘油片如有效，心绞痛应于 1～2min 内缓解，对卧位型心绞痛，硝酸甘油可能无效。在评定硝酸甘油的效应时，还要注意患者所用的药物是否已经失效或接近失效。

2. 体征平时无异常体征，心绞痛发作时常见心律增快、血压升高、表情焦虑、皮肤冷或出汗，有时出现第四或第三奔马律。可有暂时性心尖部收缩期杂音，是乳头肌缺血以致功能失调引起的二尖瓣关闭不全所致。

（二）诊断

1. 冠心病诊断

（1）据典型的发作特点和体征，含用硝酸甘油后缓解，结合年龄和存在冠心病易患因素，除外其他原因所致的心绞痛，一般即可确立诊断。

（2）心绞痛发作时心电图，绝大多数患者 ST 段压低 0.1mV（1mm）以上，T 波平坦或倒置（变异型心绞痛者则有关导联 ST 段抬高），发作过后数分钟内逐渐恢复。

（3）心电图无改变的患者可考虑做负荷试验。发作不典型者，诊断要依靠观察硝酸甘油的疗效和发作时心电图的改变；如仍不能确诊，可多次复查心电图、心电图负荷试验或 24h 动态心电图连续监测，如心电图出现阳性变化或负荷试验诱发心绞痛发作亦可确诊。

（4）诊断有困难者可考虑行选择性冠状动脉造影或做冠状动脉 CT。考虑施行外科手术治疗者则必须行选择性冠状动脉造影。冠状动脉内超声检查可显示管壁的病变，对诊断可能更有帮助。

2. 分型诊断　根据世界卫生组织"缺血性心脏病的命名及诊断标准"，现将心绞痛做如下归类。

（1）劳累性心绞痛：由运动或其他增加心肌需氧量的情况所诱发的心绞痛，包括 3 种类型。①稳定型劳累性心绞痛：简称稳定型心绞痛，亦称普通型心绞痛，是最常见的心绞痛，指由心肌缺血缺氧引起的典型心绞痛发作，其性质在 1～3 个月内并无改变。即每日和每周疼痛发作次数大致相同，诱发疼痛的劳累和情绪激动程度相同，每次发作疼痛的性质和疼痛部位无改变，用硝酸甘油后也在相同时间内发生疗效。②初发型劳累性心绞痛：简称初发型心绞痛，指患者过去未发生过心绞痛或心肌梗死，而现在发生由心肌缺血缺氧引起的心绞痛，时间尚在 1～2 个月。有过稳定型心绞痛但已数月不发生心绞痛，再发生心绞痛未到 1 个月者也归入本型。③恶化型劳累性心绞痛：原有稳定型心绞痛患者在 3 个月内疼痛的频率、程度、诱发因素经常变动，进行性恶化。可发展为心肌梗死与猝死。

（2）自发性心绞痛：心绞痛发作与心肌需氧量无明显关系，与劳累性心绞痛相比，疼痛持续时间一般较长，程度较重，且不易为硝酸甘油所缓解，包括 4 种类型。①卧位型心绞痛：在休息时或熟睡时发生的心绞痛，其发作时间较长，症状也较重，发作与体力活动或情绪激动无明显关系，常发生在半夜，偶尔在午睡或休息时发作。疼痛常剧烈难忍，患者烦躁不安、起床走动。硝酸甘油的疗效不明显或仅能暂时缓解。可能与夜梦、夜间血压降低或发生未被察觉的左心室衰竭，以致狭窄的冠状动脉远段心肌灌注不足，或与平卧时静脉回流增加、心脏工作量增加、需氧增加等有关。②变异型心绞痛：本型患者心绞痛的性质与卧位型心绞痛相似，也常在夜间发作，但发作时心电图表现不同，显示有关导联的 ST 段抬高而与之相对应的导联中则 ST 段压低。本型心绞痛是由在冠状动脉狭窄的基础上，该支血管发生痉挛，引起一片心肌缺血所致。③中间综合征：亦称冠状动脉功能不全，指心肌缺血引起的心绞痛发作历时较长，达 30min 或 1h 以上，发作常在休息时或睡眠中发生，但心电图、放射性核素和血清学检查无心肌坏死的表现。本型疼痛其性质是介于心绞痛与心肌梗死之间，常是心肌梗死的前奏。④梗死后心绞痛：在急性心肌梗死后不久或数周后发生的心绞痛。由于供血的冠状动脉阻塞，发生心肌梗死，但心肌尚未完全坏死，一部分未坏死的心肌处于严重缺血状态下又发生疼痛，随时有再发生梗死的可能。

（3）混合性心绞痛：劳累性和自发性心绞痛混合出现，是冠状动脉的病变使冠状动脉血流储备固定地减少，同时又发生短暂的再减损所致，兼有劳累性和自发性心绞痛的临床表现。

（4）不稳定型心绞痛：在临床上被广泛应用，并被认为是稳定型劳累性心绞痛和心肌梗死以及猝死之间的中间状态。它包括除稳定型劳累性心绞痛外的上述所有类型。其病理基础是在原有病变上发生冠状动脉内膜下出血、粥样硬化斑块破裂、血小板或纤维蛋白凝集、冠状动脉痉挛等。除了没有诊断心肌梗死的明确的心电图和心肌酶谱变化外，目前应用的不稳定型心绞痛的定义根据以下3个病史特征做出：①在相对稳定的劳累相关性心绞痛基础上出现逐渐增强的疼痛；②新出现的心绞痛（通常1个月内），由很轻度的劳力活动即可引起心绞痛；③在静息和很轻劳力时出现心绞痛。

三、治疗原则

预防：主要预防动脉粥样硬化的发生和发展。

治疗原则：改善冠状动脉的血供；减低心肌的耗氧；同时治疗动脉粥样硬化。

（一）发作时的治疗

（1）休息：发作时立刻休息，经休息后症状可缓解。
（2）药物治疗：应用作用较快的硝酸酯制剂。
（3）在应用上述药物的同时，可考虑用镇静药。

（二）缓解期的治疗

系统治疗，清除诱因、注意休息、使用作用持久的抗动脉粥样硬化药物，以防心绞痛发作，可单独、交替或联合应用。调节饮食，特别是一次进食不应过饱；忌烟、酒。调整日常生活与工作量；减轻精神负担；保持适当的体力活动，但以不致发生疼痛症状为度；一般无须卧床休息。

（三）其他治疗

低分子右旋糖酐或羟乙基淀粉注射液，作用为改善微循环的灌流，可用于心绞痛的频繁发作。抗凝药，如肝素，以及溶血栓药和抗血小板药可用于治疗不稳定型心绞痛。高压氧治疗增加全身的氧供应，可使顽固的心绞痛得到改善，但疗效不易巩固。体外反搏治疗可能增加冠状动脉的血供，也可考虑应用。兼有早期心力衰竭者，治疗心绞痛的同时宜用快速作用的洋地黄类制剂。

（四）手术治疗

（1）主动脉-冠状动脉旁路移植术（CABG）：取患者自身的大隐静脉或胸廓内动脉作为旁路移植材料，一端吻合在主动脉，另一端吻合在有病变的冠状动脉段的远段，引主动脉的血液以改善该冠状动脉所供血的心肌的血流量。

（2）经皮腔内冠状动脉成形术（PTCA）：冠状动脉造影后，针对相应病变，应用带球囊的心导管经周围动脉送到冠状动脉，在导引钢丝的指引下进入狭窄部位；向球囊内加压注入稀释的造影剂使之扩张，解除狭窄。

（五）其他冠状动脉介入性治疗

由于PTCA有较高的术后再狭窄发生率，近来采用一些其他成形方法如激光冠状动脉成形术（PT-CLA）、冠状动脉斑块旋切术、冠状动脉斑块旋磨术、冠状动脉内支架安置等，期望降低再狭窄发生率。

（六）运动锻炼疗法

谨慎安排进度适宜的运动锻炼有助于促进侧支循环的发展，提高体力活动的耐受量，改善症状。

四、常见护理问题

（一）心绞痛

1. 相关因素　与心肌急剧、短暂地缺血、缺氧，冠状动脉痉挛有关。
2. 临床表现　阵发性胸骨后疼痛。
3. 护理措施

（1）心绞痛发作时立即停止步行或工作，休息片刻即可缓解。根据疼痛发生的特点，评估心绞痛严重程度（表5.3），制订相应的活动计划。频发者或严重心绞痛者，严格限制体力活动，并绝对卧床休息。

表5.3　劳累性心绞痛分级

心绞痛分级	表现
Ⅰ级：日常活动时无症状	较日常活动重的体力活动，如平地小跑步、快速或持重物上三楼、上陡坡等时引起心绞痛
Ⅱ级：日常活动稍受限制	一般体力活动，如常速步行 1.5~2km、上三楼、上坡等引起心绞痛
Ⅲ级：日常活动明显受损	较日常活动轻的体力活动，如常速步行 0.5~1km、上二楼、上小坡等即引起心绞痛
Ⅳ级：任何体力活动均引起心绞痛	轻微体力活动（如在室内缓行）即引起心绞痛，严重者休息时亦发生心绞痛

（2）遵医嘱给予患者舌下含服硝酸甘油、吸氧，记录心电图，并通知医生。心绞痛频发或严重者遵医嘱使用硝酸甘油静脉微泵推注。由于此类药物能扩张头面部血管，有些患者使用后会出现颜面潮红、头痛等症状，应向患者说明。

（3）用药后动态观察患者胸痛变化情况，同时监测 ECG，必要时进行心电监测。

（4）告知患者在心绞痛发作时的应对技巧：①立即停止活动；②立即含服硝酸甘油。向患者讲解含服硝酸甘油是因为舌下有丰富的静脉丛，吸收见效比口服硝酸甘油快。若疼痛持续 15min 以上不缓解，则有可能发生心肌梗死，须立即急诊就医。

（二）焦虑

1. 相关因素　与心绞痛反复频繁发作、疗效不理想有关。
2. 临床表现　睡眠不佳，缺乏自信心，思维混乱。
3. 护理措施

（1）向患者讲解心绞痛的治疗是一个长期过程，需要有毅力，鼓励其说出内心想法，针对其具体心理情况给予指导与帮助。

（2）心绞痛发作时，尽量陪伴患者，多与患者沟通，指导患者掌握心绞痛发作的有效应对措施。

（3）及时向患者分析讲解疾病好转信息，增强患者治疗的信心。

（4）告知患者不良心理状况对疾病的负面影响，鼓励患者进行舒展身心的活动（如听音乐、看报纸）等活动，转移患者的注意力。

（三）知识缺乏

1. 相关因素　与缺乏知识来源，认识能力有限有关。
2. 临床表现　患者不能说出心绞痛相关知识，不知如何避免相关因素。
3. 护理措施

（1）避免诱发心绞痛的相关因素，如情绪激动、饱食、焦虑不安等不良心理状态。

（2）告知患者心绞痛的症状为胸骨后疼痛，可放射至左臂、颈、胸，常为压迫感或紧缩感。

（3）指导患者硝酸甘油使用注意事项。

（4）提供简单易懂的书面或影像资料，使患者了解自身疾病的相关知识。

五、健康教育

（一）心理指导

告知患者须保持良好的心态，因精神紧张、情绪激动、饱食、焦虑不安等不良心理状态，可诱发和加重病情。患者常因不适而烦躁不安，且伴恐惧，此时鼓励患者表达感觉，告知尽量做深呼吸，放松情绪才能使疾病尽快消除。

（二）饮食指导

（1）减少饮食热能，控制体重：少量多餐（每天4～5餐），晚餐尤应控制进食量，提倡饭后散步，切忌暴饮暴食，避免过饱；减少脂肪总量，限制饱和脂肪酸和胆固醇的摄入量，增加不饱和脂肪酸；限制单糖和双糖摄入量，供给适量的矿物质及维生素，戒烟戒酒。

（2）在食物选择方面：应适当控制主食和含糖零食；多吃粗粮、杂粮，如玉米、小米、荞麦等；禽肉、鱼类及核桃仁、花生、葵花子等坚果类含不饱和脂肪酸较多，可多食用；多食蔬菜和水果，不限量，尤其是超体重者，更应多选用带色蔬菜，如菠菜、油菜、番茄、茄子和带酸味的新鲜水果，如苹果、橘子、山楂，提倡吃新鲜泡菜；多用豆油、花生油、菜油及香油等植物油；蛋白质按劳动强度供给，冠心病患者蛋白质按 2g/kg 供给；尽量多食用黄豆及其制品，如豆腐、豆干、百叶等，其他如绿豆、赤豆也很好。

（3）禁忌食物：忌烟、酒、咖啡以及辛辣的刺激性食品；少用猪油、黄油等动物油烹调；禁用动物脂肪高的食物，如猪肉、牛肉、羊肉及含胆固醇高的动物内脏、动物脂肪、脑髓、贝类、乌贼鱼、蛋黄等；食盐不宜多用，每天2～4g；含钠味精也应适量限用。

（三）作息指导

制订固定的日常活动计划，避免劳累。避免突发性的劳力动作，尤其在较长时间的休息以后，如凌晨起来后活动动作宜慢。心绞痛发作时，应停止所有活动，卧床休息。频发或严重心绞痛患者，严格限制体力活动，应绝对卧床休息。

（四）用药指导

1. 硝酸酯类硝酸甘油是缓解心绞痛的首选药。

（1）心绞痛发作时可用短效制剂1片舌下含化，1～2min 即开始起作用，持续半小时；勿吞服。如药物不易溶解，可轻轻嚼碎继续含化。

（2）应用硝酸酯类药物时可能出现头晕、头胀痛、头部跳动感、面红、心悸，继续用药数日后可自行消失。

（3）硝酸甘油应储存在棕褐色的密闭小玻璃瓶中，防止受热、受潮，使用时应注意有效期，每6个月须更换药物。如果含服药物时无舌尖麻辣、烧灼感，说明药物已失效，不宜再使用。

（4）为避免直立性低血压所引起的晕厥，用药后患者应平卧片刻，必要时吸氧。长期反复应用会产生耐药性而效力降低，但停用10d以上，复用可恢复效力。

2. 长期服用β-受体阻滞剂者如使用阿替洛尔（氨酰心安）、美托洛尔（倍他乐克）时，应指导患者用药。

（1）不能随意突然停药或漏服，否则会引起心绞痛加重或心肌梗死。

（2）应在饭前服用，因食物能延缓此类药物吸收。

（3）用药过程中注意监测心率、血压、心电图等。

3. 钙通道阻滞药目前不主张使用短效制剂（如硝苯地平），以减少心肌耗氧量。

（五）特殊及行为指导

（1）寒冷刺激可诱发心绞痛发作，不宜用冷水洗脸，洗澡时注意水温及时间。外出应戴口罩或围巾。

（2）患者应随身携带心绞痛急救盒（内装硝酸甘油片）。心绞痛发作时，立即停止活动并休息，保持安静。及时使用硝酸甘油制剂，如片剂舌下含服，喷雾剂喷舌底 1～2 下，贴剂粘贴在心前区。如果自行用药后，心绞痛未缓解。应请求协助救护。

（3）有条件者可以氧气吸入，使用氧气时，避免明火。

（4）患者洗澡时应告诉家属，不宜在饱餐或饥饿时进行，水温勿过冷过热，时间不宜过长，门不要上锁，以防发生意外。

（5）与患者讨论引起心绞痛的发作诱因，确定需要的帮助，总结预防发作的方法。

（六）病情观察指导

注意观察胸痛的发作时间、部位、性质、有无放射性及伴随症状，定时监测心率、心律。若心绞痛发作次数增加，持续时间延长，疼痛程度加重，含服硝酸甘油无效者，有可能是心肌梗死先兆，应立即就诊。

（七）出院指导

（1）减轻体重，肥胖者须限制饮食热量及适当增加体力活动，避免采用剧烈运动防治各种可加重病情的疾病，如高血压、糖尿病、贫血、甲状腺功能亢进等。特别要控制血压，使血压维持在正常水平。

（2）慢性稳定型心绞痛患者大多数可继续正常性生活，为预防心绞痛发作，可在1h前含服硝酸甘油1片。

（3）患者应随身携带硝酸甘油片以备急用，患者及其家属应熟知药物的放置地点，以备急需。

第三节　心肌梗死

心肌梗死是心肌缺血性坏死，由在冠状动脉病变基础上，发生冠状动脉供血急剧减少或中断，使相应的心肌严重而持久地急性缺血所致。

一、病因和发病机制

1. 病因　基本病因是冠状动脉粥样硬化（偶为冠状动脉痉挛、栓塞、炎症、先天性畸形、外伤、冠状动脉阻塞所致），造成管腔狭窄和心肌供血不足，而侧支循环尚未建立时，上述原因加重心肌缺血即可发生心肌梗死。在此基础上，一旦冠状动脉血供进一步急剧减少或中断20～30min，使心肌严重而持久地急性缺血达0.5h以上，即可发生心肌梗死。

另外，心肌梗死发生严重心律失常、休克、心力衰竭，均可使冠状动脉血流量进一步下降，心肌坏死范围扩大。

2. 发病机制　冠状动脉病变血管闭塞处于相应的心肌部位坏死。

二、临床表现

临床表现与梗死面积大小、梗死部位、侧支循环情况密切相关。

1. 先兆　多数患者于发病前数日可有前驱症状，如原有心绞痛近日发作频繁，程度加重，持续时间较久，休息或硝酸甘油不能缓解，甚至在休息中或睡眠中发作。表现为突发上腹部剧痛、恶心、呕吐、急性心力衰竭或严重心律失常。心电图检查可显示ST段一过性抬高或降低，T波高大或明显倒置。

2. 症状

（1）疼痛：最早出现症状。少数患者可无疼痛，起病即表现休克或急性肺水肿。有些患者疼痛部位在上腹部，且伴有恶心、呕吐，易与胃穿孔、急性胰腺炎等急腹症相混淆。

（2）全身症状：发热、心动过速、白细胞增高、红细胞沉降率增快，由坏死物质吸收所引起。一般在疼痛24～48h出现，程度与梗死范围呈正相关，体温38℃左右，很少超过39℃，持续约1周。

（3）胃肠道症状：疼痛可伴恶心、呕吐、上腹胀痛，与迷走神经受坏死物质刺激和胃肠灌注不足等有关。

（4）心律失常：75%～95%的患者伴有心律失常，以24h内为最多见，以室性心律失常最多。

（5）休克：20%患者数小时至1周内发生。主要原因如下：①心肌遭受严重损害，左心室输出量急剧降低（心源性休克）；②剧烈胸痛引起神经反射性周围血管扩张；③因呕吐、大汗、摄入不足所致的血容量不足。

（6）心力衰竭：主要是急性左心衰竭。可在最初几天内发生，或在疼痛、休克好转阶段，为梗死后心脏舒缩力减弱或不协调所致。

急性心肌梗死引起的心力衰竭称为泵衰竭。按Killip分级法可分为：Ⅰ级尚无明显心力衰竭；Ⅱ级有左心衰竭；Ⅲ级有急性肺水肿；Ⅳ级右心源性休克。

3. 体征

（1）心脏体征：心率多增快，第一心音减弱，出现第四心音。若心尖区出现收缩期杂音，多为乳头肌功能不全所致。反应性纤维心包炎者，有心包摩擦音。

（2）血压：均有不同程度的降低，起病前有高血压者，血压可降至正常。

（3）其他：可有心力衰竭、休克体征、心律失常有关的体征。

三、治疗原则

心肌梗死的救治原则：①挽救濒死心肌，防止梗死扩大，缩小心肌缺血范围；②保护、维持心脏功能；③及时处理严重心律失常、泵衰竭及各种并发症。

（一）监护及一般治疗

（1）休息：卧床休息 1 周，保持安静，必要时给予镇静药。

（2）吸氧：持续吸氧 2～3d，有并发症者须延长吸氧时间。

（3）监测：在 CCU 进行 ECG、血压、呼吸、监测 5～7d。

（4）限制活动：无并发症者，根据病情制订活动计划。

（5）进食易消化食物，不宜过饱，可少量多餐；保持大便通畅，必要时给予缓泻药。

（二）解除疼痛

尽快止痛，可应用强力止痛药。

（1）哌替啶（度冷丁）50～100mg 紧急肌内注射。

（2）吗啡 5～10mg 皮下注射，必要时 1～2h 后再注射一次，以后每 4～6 小时可重复应用，注意呼吸抑制作用。

（3）轻者：可待因 0.03～0.06g 口服或罂粟碱 0.03～0.06g 肌内注射或口服。

（4）试用硝酸甘油 0.3mg，异山梨酯 5～10mg 舌下含用或静脉滴注，注意心率增快、血压下降等不良反应。

（5）顽固者：人工冬眠疗法。

（三）再灌注心肌

意义：再灌注心肌疗法是目前治疗 AMI 的积极治疗措施，在起病 3～6h 内，使闭塞的冠状动脉再通，心肌得到再灌注，挽救濒死的心肌，以缩小梗死范围，改善预后。

适应证：再灌注心肌疗法只适于透壁心肌梗死，所以心电图上必须要有 2 个或 2 个以上相邻导联 ST 段抬高＞0.1mV，方可进行再通治疗。心肌梗死发病后 6h 内再通疗法是最理想的；发病 6～12h ST 段抬高的 AMI。

方法：溶栓疗法，紧急施行 PTCA，随后再安置支架。

1. 溶栓疗法　溶栓药物及注意事项如下所述。

（1）溶栓的药物：尿激酶、链激酶、重组组织型纤维蛋白溶酶原激活药（rt-PA）等。

（2）注意事项：①溶栓期间进行严密心电监护，及时发现并处理再灌注心律失常。溶栓 3h 内心律失常发生率最高，84%心律失常发生在溶栓 4h 之内。前壁心肌梗死时，心律失常多为室性心律失常，如频发室性期前收缩、加速室性自主心律、室性心动过速、心室颤动等；下壁梗死时，心律失常多发生窦性心动过缓、房室传导阻滞。②血压监测：低血压是急性心梗的常见症状，可由心肌大面积梗死、心肌收缩力明显降低、心输出量减少所致，但也可能与血容量不足、再灌注性损伤、血管扩张药及并发出血等有关。一般低血压在急性心肌梗死后 4h 最明显。对单纯的低血压状态，应加强对血压的监测。在溶栓进行的 30min 内，10min 测量 1 次血压；溶栓结束后 3h 内，30min 测量 1 次；之后每小时测量 1 次；血压平稳后根据病情延长测量时间。③用药期间注意出血倾向，在溶栓期间应严密观察患者有无皮肤黏膜出血、尿血、便血及颅内出血（观察瞳孔意识），输液穿刺部位有无瘀点、瘀斑、牙龈出血等。溶栓后 3d 内每天检查 1 次尿常规、大便隐血和出凝血时间，溶栓次日复查血小板，应尽早发现出血性并发症，早期采取有效的治疗措施。

（3）不宜溶栓的情况：①年龄大于 70 岁；②ST 段抬高，时间＞24h；③就诊时严重高血压（＞180/110mmHg）；④仅有 ST 段压低（如非 Q 心梗，心内膜下心梗）及不稳定型心绞痛；⑤有出血倾向、外伤、活动性溃疡病、糖尿病视网膜病变、脑出血史及 6 个月内缺血性脑卒中史、夹层动脉瘤、半个月内手术等。

（4）判断再灌注心肌指标

1）冠状动脉造影直接判断。

2）临床间接判断血栓溶解（再通）指标：①ECG 抬高的 ST 段于 2h 内回降＞50%；②胸痛 2h 内基本消失；③2h 内出现再灌注性心律失常；④血清 CK–MB 酶峰值提前出现（14h 内）。

2. 经皮冠状动脉腔内成形术该术包括补救性 PTCA 和直接 PTCA。

（1）补救性 PTCA：经溶栓治疗，冠状动脉再通后又再堵塞，或再通后仍有重度狭窄者，如无出血禁忌，可紧急施行 PTCA，随后再安置支架。预防再梗和再发心绞痛。

（2）直接 PTCA：不进行溶栓治疗，直接进行 PTCA 作为冠状动脉再通的手段，其目的在于挽救心肌。

适应证：①对有溶栓禁忌或不适宜溶栓治疗的患者及对升压药无反应的心源性休克患者首选直接 PTCA；②对有溶栓禁忌证的高危患者，如年龄＞70 岁、既往有 AMI 史、广泛前壁心肌梗死及收缩压＜100mmHg、心率＞100 次/分或 Killip 分级＞Ⅰ级的患者，若有条件最好选择直接 PTCA。

（四）控制休克

最好根据血流动力学监测结果用药。

（1）补充血容量：估计血容量不足、中心静脉压下降者，用低分子右旋糖酐、10%葡萄糖注射液 500mL 或 0.9%氯化钠注射液 500mL 静脉滴入。输液后中心静脉压＞18cmH$_2$O 则停止补充血容量。

（2）应用升压药：补充血容量后血压仍不升、心输出量正常时，提示周围血管张力不足，此时可用升压药物。多巴胺或间羟胺微泵静脉使用，两者亦可合用。亦可选用多巴酚丁胺。

（3）应用血管扩张药：经上述处理后血压仍不升，周围血管收缩致四肢厥冷时可使用硝酸甘油。

（4）其他措施：纠正酸中毒，保护肾功能，避免脑缺血，必要时应用糖皮质激素和洋地黄制剂。

（5）主动脉内球囊反搏术：上述治疗无效时可考虑应用 IABP，在 IABP 辅助循环下行冠状动脉造影，随即行 PTCA、CABG。

（五）治疗心力衰竭

主要治疗左心衰竭。

（六）其他治疗

其他治疗是为了挽救濒死心肌，防止梗死扩大，缩小缺血范围。根据患者具体情况选用。

（1）β–受体阻滞剂、钙通道阻滞药、ACE 抑制药的使用：目的是改善心肌重构，防止梗死范围扩大改善预后。

（2）抗凝疗法：口服阿司匹林等药物。

（3）极化液疗法：有利于心脏收缩、减少心律失常，有利于 ST 段恢复。极化液具体配置 10%氯化钾 15mL + 胰岛素 8IU + 10%葡萄糖注射液 500mL。

（4）促进心肌代谢药物：维生素 C、维生素 B$_6$、1，6–二磷酸果糖、辅酶 Q$_{10}$ 等。

（5）右旋糖酐 40 或羟乙基淀粉：降低血黏度，改善微循环。

（七）并发症的处理

（1）栓塞：溶栓或抗凝治疗。

（2）心脏破裂：乳头肌断裂、VSD 者手术治疗。

（3）室壁瘤：影响心功能或引起严重心律失常者手术治疗。

（4）心肌梗死后综合征：可用糖皮质激素、阿司匹林、吲哚美辛等。

（八）右室心肌梗死的处理

表现为右心衰竭伴低血压者治疗以扩容为主，维持血压治疗，不宜用利尿药。

四、常见护理问题

（一）疼痛

1. 相关因素　与心肌急剧缺血、缺氧有关。
2. 主要表现　胸骨后剧烈疼痛，伴烦躁不安、出汗、恐惧或有濒死感。
3. 护理措施

（1）绝对卧床休息（包括精神和体力）：休息即为最好的疗法之一，病情稳定无特殊不适，且在急性期均应绝对卧床休息，严禁探视，避免精神紧张，一切活动包括翻身、进食、洗脸、大小便等均应在医护人员协助下进行，避免生拉硬拽现象。如果患者焦虑、抑郁情绪严重并有睡眠障碍等表现，应根据病情选择没有禁忌的镇静药物，如哌替啶。

（2）做好氧疗管理：心肌梗死时由于持续的心肌缺血缺氧，代谢物积聚或产生多肽类致痛物等，刺激神经末梢，经神经传导至大脑产生痛觉，而疼痛使患者烦躁不安、情绪恶化，加重心肌缺氧，影响治疗效果。若胸闷、疼痛剧烈或症状不缓解、持续时间长，氧流量可控制在 5～6L/min，待症状消失后改为 3～4L/min，一般不少于 72h，5d 后可根据情况间断给氧。

（3）患者的心理管理：疾病给患者带来胸闷、疼痛等压抑的感觉，再加上环境的生疏，可使患者恐惧、紧张不安，而这又导致交感神经兴奋引起血压升高、心肌耗氧量增加，诱发心律失常，加重心肌缺血坏死，因此，我们应了解患者的职业、文化、经济、家庭情况及发病的诱因，关心体贴患者，消除紧张恐惧心理，让患者树立战胜疾病的信心，使患者处于一个最佳的心理状态。

（二）恐惧

1. 相关因素　可与下列因素有关：①胸闷不适、胸痛、濒死感；②因病房病友病重或死亡；③病室环境陌生/监护、抢救设备。
2. 主要表现　心情紧张、烦躁不安。
3. 护理措施

（1）消除患者的紧张与恐惧心理：救治过程中要始终关心体贴，态度和蔼，鼓励患者表达自己的感受，安慰患者，使之尽快适应环境，进入患者的角色。

（2）了解患者的思想状况，向患者讲清情绪与疾病的关系，使患者明白紧张的情绪会加重病情，使病情恶化。劝慰患者消除紧张情绪，使患者处于接受治疗的最佳心理状态。

（3）向患者介绍救治心肌梗死的特效药及先进仪器设备，肯定效果与作用，使患者得到精神上的安慰和对医护人员的信任。在治疗护理过程中做到忙而不乱，紧张而有序，迅速而准确。

（4）给患者讲解抢救成功的例子，使其树立战胜疾病的信心。

（5）针对心理反应进行耐心解释，真诚、坦率地为其排忧解难，做好生活护理，给患者创造一个安静、舒适、安全、整洁的休息环境。

（三）自理缺陷

1. 相关因素　与治疗性活动受限有关。
2. 主要表现　日常生活不能自理。

3. 护理措施

（1）心肌梗死急性期卧床期间，协助患者洗漱进食、大小便及个人卫生等生活护理。

（2）将患者经常使用的物品放在易拿取的地方，以减少患者拿东西时的体力消耗。

（3）将呼叫器放在患者手边，听到铃响立即给予答复。

（4）提供患者有关疾病治疗及预后的确切消息，强调正面效果，以增加患者自我照顾的能力和信心，并向患者说明健康程序，不要允许患者延长卧床休息的时间。

（5）在患者活动耐力范围内，鼓励患者从事部分生活自理活动和运动，以增加患者的自我价值感。

（6）让患者有足够的时间，缓慢地进行自理活动，或者在活动过程中提供多次短暂的休息时间；给予较多的协助，以避免患者过度劳累。

（四）便秘

1. 相关因素　与长期卧床、不习惯床上排便、进食量减少有关。

2. 主要表现　大便干结，超过 2d 未排大便。

3. 护理措施

（1）合理饮食：提醒患者饮食要节制，要选择清淡易消化、产气少、无刺激的食物。进食速度不宜过快、少食多餐。

（2）遵医嘱给予大便软化药或缓泻药。

（3）鼓励患者定时排便，安置患者于舒适体位排便。

（4）不习惯于床上排便的患者，应向其讲明病情及需要在床上排便的理由，并用屏风遮挡。

（5）告知病患者排便时不要太用力，可用手掌在腹部按乙状结肠走行方向做环形按摩。

（五）潜在并发症：心力衰竭

1. 相关因素　与梗死面积过大、心肌收缩力减弱有关。

2. 主要表现　咳嗽、气短、心悸、发绀，严重者出现肺水肿。

3. 护理措施

（1）避免诱发心力衰竭的因素：上呼吸道感染、劳累、情绪激动、感染、不适当的活动。

（2）若突然出现急性左心衰竭，应立即采取急救。

（六）潜在并发症：心源性休克

1. 相关因素　心肌梗死、心输出量减少。

2. 主要表现　血压下降，面色苍白、皮肤湿冷、脉细速、尿少。

3. 护理措施

（1）严密观察神志、意识、血压、脉搏、呼吸、尿量等情况，并做好记录。

（2）观察患者的末梢循环情况，如皮肤的温度、湿度、色泽。

（3）注意保暖。

（4）保持输液通畅，并根据心率、血压、呼吸及用药情况随时调整滴速。

（七）潜在并发症：心律失常

1. 相关因素　与心肌缺血、缺氧、电解质失衡有关。

2. 主要表现　室性期前收缩、快速型心律失常、缓慢型心律失常。

3. 护理措施

（1）给予心电监护，监测患者心律、心率、血压、脉搏、呼吸及心电图改变，并做好记录。

（2）嘱患者尽量避免诱发心律失常的因素，如情绪激动、烟酒、浓茶、咖啡等。

（3）向患者说明心律失常的临床表现及感受，若出现心悸、胸闷、胸痛、心前区不适等症状，应及时告诉医护人员。

（4）遵医嘱应用抗心律失常药物，并观察药物疗效及不良反应。

（5）备好各种抢救药物和仪器：如除颤器、起搏器、抗心律失常药及复苏药。

五、健康教育

（一）心理指导

本病起病急，症状明显，患者因剧烈疼痛而有濒死感，又因担心病情及疾病预后而产生焦虑、紧张等情绪，护士应陪伴在患者身旁，允许患者表达出对死亡的恐惧，如呻吟、易怒等，用亲切的态度回答患者提出的问题。解释先进的治疗方法及监护设备的作用。

（二）饮食指导

急性心肌梗死 2～3d 时以流质为主，每天总热能为 500～800kcal；控制液体量，减轻心脏负担，口服液体量应控制在 1000mL/d；用低脂、低胆固醇、低盐、适量蛋白质、高食物纤维饮食，脂肪限制在 40/d 以内，胆固醇应＜300mg/d；选择容易消化吸收的食物，不宜过热过冷，保持大便通畅，排便时不可用力过猛；病情稳定 3d 后可逐渐改半流质、低脂饮食，总热能为 1000kcal/d 左右。避免食用辛辣或发酵食物，减少便秘和腹胀。康复期低糖、低胆固醇饮食，多吃富含维生素和钾的食物，伴有高血压或心力衰竭者应限制钠盐摄入量。

在食物选择方面，心肌梗死急性期主食可用藕粉、米汤、菜水、去油过筛肉汤、淡茶水、红枣泥汤；选低胆固醇及有降脂作用的食物，可食用的有鱼类、鸡蛋清、瘦肉末、嫩碎蔬菜及水果，降脂食物有山楂、香菇、大蒜、洋葱、海鱼、绿豆等。病情好转后改为半流质，可食用浓米汤、厚藕粉、枣泥汤、去油肉绒、鸡绒汤、薄面糊等。病情稳定后，可逐渐增加或进软食，如面条、面片、馄饨、面包、米粉、粥等。恢复期饮食治疗按冠心病饮食治疗。

禁忌食物：凡胀气、刺激性流质不宜吃，如豆浆、牛奶、浓茶、咖啡等；忌烟酒及刺激性食物和调味品，限制食盐和味精用量。

（三）作息指导

保证睡眠时间，2 次活动间要充分休息。急性期后 1～3d 应绝对卧床，第 4～6 天可在床上做上下肢被动运动。1 周后，无并发症的患者可床上坐起活动。每天 3～5 次，每次 20min，动作宜慢。有并发症者，卧床时间延长。第 2 周起开始床边站立→床旁活动→室内活动→完成个人卫生。根据患者对运动的反应，逐渐增加活动量。第 2 周后室外走廊行走，第 3～4 周试着上、下一层楼梯。

（四）用药指导

常见治疗及用药观察如下。

（1）止痛：使用吗啡或哌替啶止痛，配合观察镇静止痛的效果及有无呼吸抑制、脉搏加快。

（2）溶栓治疗：溶栓过程中应配合监测心率、心律、呼吸、血压，注意胸痛情况和皮肤、牙龈、呕吐物及尿液有无出血现象，发现异常应及时报告医护人员，及时处理。

（3）硝酸酯类药：配合用药时间及用药剂量，使用过程中要注意观察疼痛有无缓解，有无头晕、头痛、血压下降等不良反应。

（4）抑制血小板聚集药物：药物宜餐后服。用药期间注意有无胃部不适，有无皮下、牙龈出血，定期检查血小板数量。

（五）行为指导

（1）大便干结时忌用力排便，应用开塞露塞肛或服用缓泻药如口服酚酞等方法保持大便通畅。

（2）接受氧气吸入时，要保证氧气吸入的有效浓度以达到改善缺氧状态的效果，同时注意用氧安全，避免明火。

（3）病情未稳定时忌随意增加活动量，以免加重心脏负担，诱发或加重心肌梗死。

（4）在输液过程中，应遵循医护人员控制的静脉滴注速度，切忌随意加快输液速度。

（5）当患者严重气急，大汗，端坐呼吸，应取坐位或半坐卧位，两腿下垂，有条件者立即吸氧，并应注意用氧安全。

（6）当患者出现心搏骤停时，应积极处理。

（7）指导患者 3 个月后性生活技巧。

1）选择一天中休息最充分的时刻行房事（早晨最好）。避免温度过高或过低时，避免饭后或酒后进行房事。

2）如需要，可在性生活时吸氧。

3）如果出现胸部不舒适或呼吸困难，应立即终止。

（六）病情观察指导

注意观察胸痛的性质、部位、程度、持续时间，有无向他处放射；配合监测体温、心率、心律、呼吸及血压及电解质情况，以便及时处理。

（七）出院指导

（1）养成良好的生活方式，生活规律，作息定时，保证充足的睡眠。病情稳定无并发症的急性心肌梗死，6 周后可每天步行、打太极拳。8～12 周后可骑车、洗衣等。3～6 个月后可部分或完全恢复工作。但不应继续从事重体力劳动、驾驶员、高空作业或工作量过大。

（2）注意保暖，适当添加衣服。

（3）饮食宜清淡，避免饱餐，忌烟酒及减肥，防止便秘。

（4）坚持按医嘱服药，随身备硝酸甘油，有多种剂型的药物，如片剂、喷雾剂，定期复诊。

（5）心肌梗死最初 3 个月内不适宜坐飞机及单独外出，原则上不过性生活。

第四节 心力衰竭

在致病因素作用下，心功能必将受到不同程度的影响，即为心功能不全。在疾病的早期，机体能够通过心脏本身的代偿机制及心外的代偿措施，可使机体的生命活动处于相对恒定状态，患者无明显的临床症状和体征，此为心功能不全的代偿阶段。心力衰竭，简称心衰，又称充血性心力衰竭，一般是指心功能不全的晚期，属于失代偿阶段，是指在多种致病因素作用下，心脏泵功能发生异常变化，导致心输出量绝对减少或相对不足，以致不能满足机体组织细胞代谢需要，患者有明显的临床症状和体征的病理过程。常见心力衰竭分类见图 5.1。

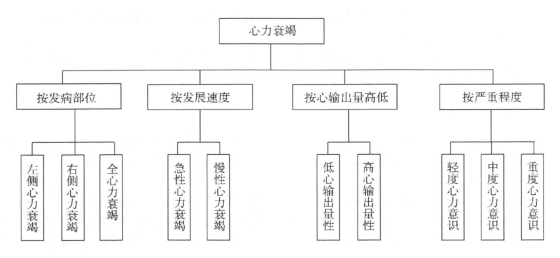

图 5.1　心力衰竭的分类

近年来，很多学者将心力衰竭按危险因素和终末等级进行了分类，并指出新的治疗方式可以提高患者的生活质量。

（1）A 和 B 阶段：患者缺乏心力衰竭早期征象或症状，但存在有风险因素或心脏的异常，可能包括心脏形态和结构上的改变。

（2）C 阶段：患者目前或既往有心力衰竭的症状，如气短。

（3）D 阶段：患者目前有难治性心力衰竭，并适于进行特殊的进阶治疗，包括心脏移植。

一、病因与发病机制

（一）病因

1. 基本病因　心力衰竭的关键环节是心输出量的绝对减少或相对不足，而心输出量的多少与心肌收缩性的强弱、前负荷和后负荷的高低及心率的快慢密切相关。因此，凡是能够减弱心肌收缩性、使心脏负荷过度和引起心率显著加快的因素均可导致心力衰竭的发生。

2. 诱因

（1）感染：呼吸道感染为最多，其次是风湿热。女性患者中泌尿道感染亦常见。亚急性感染性心内膜炎也常诱发心力衰竭。

（2）过重的体力劳动或情绪激动。

（3）钠盐摄入过多。

（4）心律失常：尤其是快速性心律失常，如阵发性心动过速、心房颤动等。

（5）妊娠分娩。

（6）输液（特别是含钠盐的液体）或输血过快或过量。

（7）洋地黄过量或不足。

（8）药物作用：如利舍平类、胍乙啶、维拉帕米、奎尼丁、肾上腺皮质激素等。

（9）其他：出血和贫血、肺栓塞、室壁膨胀瘤、心肌收缩不协调，乳头肌功能不全等。

（二）发病机制

心脏有规律的协调的收缩与舒张是保障心输出量的重要前提，其中，收缩性是决定心输出量的最关键因素，也是血液循环动力的来源。因此，心力衰竭发病的中心环节，主要是收缩性减弱，但也可见于舒张功能障碍，或两者兼而有之。心肌收缩性减弱的基本机制包括：①心肌结构破坏，导致收缩蛋白和调节蛋白减少；②心肌能量代谢障碍；③心肌兴奋–收缩耦联障碍；④肥大心肌的不平衡生长。

二、临床表现与诊断

（一）临床表现

1. 症状和体征　心力衰竭的临床表现与左右心室或心房受累有密切关系。左侧心力衰竭的临床特点主要是由于左心房和（或）左心室衰竭引起肺瘀血、肺水肿；右侧心力衰竭的临床特点是由于右心房和（或）右心室衰竭引起体循环静脉瘀血和水钠潴留。发生左侧心力衰竭后，右心也常相继发生功能损害，最终导致全心心力衰竭。出现右侧心力衰竭后，左心衰竭的症状可有所减轻。

2. 辅助检查

（1）X线：左侧心力衰竭可显示心影扩大，上叶肺野内血管纹理增粗，下叶血管纹理细，有肺静脉内血液重新分布的表现，肺门阴影增大，肺间质水肿引起肺野模糊，在两肺野外侧可见水平位的 Kerley B 线。

（2）心脏超声：利用心脏超声可以评价瓣膜、心腔结构、心室肥大及收缩和舒张功能等心脏完整功能参数。其对心室容积的测定、收缩功能和局部室壁运动异常的检出结果可靠。可检测射血分数、心脏舒张功能。

（3）血流动力学监测：除二尖瓣狭窄外，肺毛细血管楔嵌压的测定能间接反映左心房压或左心室充盈压，肺毛细血管楔嵌压的平均压，正常值为＜12mmHg（1.6kPa）。

（4）心脏核素检查：心血池核素扫描为评价左和右室整体收缩功能及心肌灌注提供了简单方法。利用核素技术可以评价左室舒张充盈早期相。

（5）吸氧运动试验：运动耐量有助于评价其病情的严重性并监测其进展。监测内容包括运动时最大氧摄入量和无氧代谢阈（AT）。

（二）诊断

1. 急性心力衰竭（AHF）　AHF 的诊断主要依靠症状和体征，辅以适当的检查，如心电图、胸部 X 线、生化标志物和超声心动图。

2. 慢性心力衰竭　包括收缩性心力衰竭和舒张性心力衰竭。

（1）收缩性心力衰竭（SHF）：多指左侧心力衰竭，主要判定标准为心力衰竭的症状、左心腔增大、左心室收缩末容量增加和左室射血分数（LVEF）≤40%。近年研究发现，BNP 在心力衰竭诊断中具有较高的临床价值，其诊断心力衰竭的敏感性为 94%，特异性为 95%，为心力衰竭的现代诊断提供了重要的方法。

（2）舒张性心力衰竭（DHF）：以心肌松弛性、顺应性下降为特征的慢性充血性心力衰竭，往往发生于收缩性心力衰竭前，约占心力衰竭总数的 1/3。欧洲心脏病协会于 1998 年制定了原发性 DHF 的诊断标准，即必须具有以下 3 点：①有充血性心力衰竭的症状和体征；②LVEF≥45%；③有左心室松弛、充盈、舒张期扩张度降低或僵硬度异常的证据。这个诊断原则在临床上往往难以做到，因此，Zile 等经过研究认为，只要患者满足以下 2 项就可以诊断为 DHF：①有心力衰竭的症状和体征；②LVEF＞50%。

三、治疗原则

（一）急性心力衰竭

治疗即刻目标是改善症状和稳定血流动力学状态。

（二）慢性心力衰竭

慢性心力衰竭治疗原则：去除病因；减轻心脏负荷；增强心肌收缩力；改善心脏舒张功能；支持疗法与对症处理。治疗目的：纠正血流动力学异常，缓解症状；提高运动耐量，改善生活质量；防治心肌损害进一步加重；降低病死率。

（1）防治病因及诱因：如能应用药物和手术治疗基本病因，则心力衰竭可获改善。如高血压心脏病的降压治疗，心脏瓣膜病及先天性心脏病的外科手术矫治等。避免或控制心力衰竭的诱发因素，如感染、心律失常、操劳过度及甲状腺功能亢进纠正甲状腺功能。

（2）休息：限制其体力活动，以保证有充足的睡眠和休息。较严重的心力衰竭者应卧床休息。

（3）控制钠盐摄入：减少钠盐的摄入，可减少体内水潴留，减轻心脏的前负荷，是治疗心力衰竭的重要措施。在大量利尿的患者，可不必严格限制食盐。

（4）利尿药的应用：可作为基础用药，是控制心力衰竭体液潴留的唯一可靠方法。应该用于所有伴有体液潴留的、有症状的心力衰竭患者。但对远期存活率、死亡率的影响尚无大宗试验验证；多与一种 ACEI 类或 β-受体阻滞剂合用，旨在减轻症状和体液潴留的表现。

（5）血管扩张药的应用：通过减轻前负荷和（或）后负荷来改善心脏功能。应用小动脉扩张药如肼屈嗪等，可以降低动脉压力，减少左心室射血阻力，增加心输出量。

（6）洋地黄类药物的应用：洋地黄可致心肌收缩力加强，可直接或间接通过兴奋迷走神经减慢房室传导。能改善血流动力学，提高左室射血分数，提高运动耐量，缓解症状；降低交感神经及肾素-血管紧张素-醛固酮（R-A-A）活性，增加压力感受器的敏感性。地高辛为迄今唯一被证明既能改善症状又不增加死亡危险的强心药，地高辛对病死率呈中性作用。

（7）非洋地黄类正性肌力药物：虽有短期改善心力衰竭症状的作用，但对远期病死率并无有益的作用。研究结果表明，其不但不能使长期病死率下降，与安慰剂相比反而有较高的病死率。

（8）血管紧张素转换酶抑制药（ACEI 类）：作为神经内分泌拮抗药之一已广泛应用于临床。可改善血流动力学，直接扩张血管；降低肾素、血管紧张素 II（Ang II）及醛固酮水平，间接抑制交感神经活性；纠正低血钾、低血镁，降低室性心律失常危险，减少心脏猝死（SCD）。

（9）β-受体阻滞剂：其作为神经内分泌阻滞剂的治疗地位日显重要。21 世纪慢性心力衰竭的主要药物是 β-受体阻滞剂。可拮抗交感神经及 R-A-A 活性，阻断神经内分泌激活；减缓心肌增生、肥大及过度氧化，延缓心肌坏死与凋亡；上调 β1-受体的密度，介导信号传递至心肌细胞；通过减缓心率而提高心肌收缩力；改善心肌松弛，增强心室充盈；提高心电稳定性，降低室性心律失常及猝死率。

四、常见护理问题

（一）有急性左侧心力衰竭发作的可能

（1）相关因素：左心房和（或）左心室衰竭引起肺瘀血、肺水肿。

（2）临床表现：突发呼吸困难，尤其是夜间阵发性呼吸困难明显，患者不能平卧，只能端坐呼吸。呼吸急促、频繁，可达 30～40 次/分，同时，患者有窒息感，面色灰白、口唇发绀、烦躁不安、大汗淋漓、皮肤湿冷、咳嗽，咳出浆液性泡沫痰，严重时咳出大量红色泡沫痰，甚至出现呼吸抑制、窒息、神志障碍、休克、猝死等。

（3）护理措施。急性左侧心力衰竭发生后的急救口诀：坐位下垂降前荷，酒精高氧吗啡静，利尿扩管两并用，强心解痉激素添。

（二）心输出量下降

1. 相关因素　与心肌收缩力降低、心脏前后负荷的改变、缺氧有关。
2. 临床表现　左、右侧心力衰竭常见的症状和体征均可出现。
3. 护理措施

（1）遵医嘱给予强心、利尿、扩血管药物，注意药效和观察不良反应及毒性反应。

（2）保持最佳体液平衡状态：遵医嘱补液，密切观察效果；限制液体和钠的摄入量；根据病情控制输液速度，一般每分钟 20～30 滴。

（3）根据病情选择适当的体位。

（4）根据患者缺氧程度予（适当）氧气吸入。

（5）保持患者身体和心理上得到良好的休息：限制活动减少氧耗量；为患者提供安静舒适的环境，限制探视。

（6）必要时每日测体重，记录 24h 尿量。

（三）气体交换受损

1. 相关因素　与肺循环瘀血、肺部感染及不能有效排痰与咳嗽相关。
2. 临床表现

（1）劳力性呼吸困难、端坐呼吸、发绀（发绀是指毛细血管血液内还原血红蛋白浓度超过 50g/L，皮肤、黏膜出现青紫的颜色，以口唇、舌、口腔黏膜、鼻尖、颊部、耳垂和指、趾末端最为明显）。

（2）咳嗽、咳痰、咯血。

（3）呼吸频率、深度异常。

3. 护理措施

（1）休息：为患者提供安静、舒适的环境，保持病房空气新鲜，定时通风换气。

（2）体位：协助患者取有利于呼吸的卧位，如高枕卧位、半坐卧位、端坐卧位。

（3）根据患者缺氧程度给予（适当）氧气吸入。

（4）咳嗽与排痰方法：协助患者翻身、拍背，利于痰液排出，保持呼吸道通畅。

（5）教会患者正确咳嗽、深呼吸与排痰方法：屏气 3～5s，用力地将痰咳出来，连续 2 次短而有力地咳嗽。

1）深呼吸：首先，患者应舒服地斜靠在躺椅或床上，两个膝盖微微弯曲，垫几个枕头在头和肩部后面作为支撑，这样的深呼吸练习，也可以让患者坐在椅子上，以患者的手臂做支撑。其次，护理者将双手展开抵住患者最下面的肋骨，轻轻挤压，挤压的同时，要求患者尽可能地用力呼吸，使肋骨突起，来对抗护理者手的挤压力。

2）年龄较大心力衰竭患者的排痰姿势：年龄较大、排痰困难的心力衰竭患者，俯卧向下的姿势可能不适合他们，因为这样可能会压迫横膈膜，使得呼吸发生困难。可采取把枕头垫得很高、患者身体侧过来倚靠在枕头上、呈半躺半卧的姿势，这样将有助于患者排痰。

（6）病情允许时，鼓励患者下床活动，以增加肺活量。

（7）呼吸状况监测：呼吸频率、深度改变，有无呼吸困难、发绀。血气分析、血氧饱和度改变。

（8）使用血管扩张药的护理。

（9）向患者或家属解释预防肺部感染方法，如避免受凉、避免潮湿、戒烟等。

（四）体液过多

1. 相关因素与静脉系统瘀血致毛细血管压增高，R-A-A 系统活性和血管升压素水平升高，使水、钠潴留，饮食不当相关。

2. 临床表现

（1）水肿：表现为下垂部位如双下肢水肿，为凹陷性，起床活动者以足、踝内侧和胫前部较明显。仰卧者则表现为骶部、腰背部、腿部水肿，严重者可发展为全身水肿，皮肤绷紧而光亮。

（2）胸腔积液：全心心力衰竭者多数存在，右侧多见，主要与体静脉压增高及胸膜毛细血管通透性增加有关。

（3）腹腔积液：多发生在心力衰竭晚期，常并发心源性肝硬化，由于腹腔内体静脉压及门静脉压增高引起。

（4）尿量减少，体重增加。

（5）精神差，乏力，焦虑不安。

（6）呼吸短促，端坐呼吸。

3. 护理措施

（1）水肿程度的评估：每日称体重，一般在清晨起床后排空大小便而未进食前穿同样的衣服、用同样的磅秤测量。如 1～2d 内体重快速增加，应考虑是否有水潴留，可增加利尿药的用量，应用利尿药后尿量明显增加，水肿消退。体重下降至正常时，体重又称干体重。同时为患者记录出入水量。在急性期出量大于入量，出入量的基本平衡，有利于防止或控制心力衰竭。出量为每日全部尿量、大便量、引流量，同时加入呼吸及皮肤蒸发量 600～800mL。入量为饮食、饮水量、水果、输液等，每日总入量为 1500～2000mL。

（2）体位：尽量抬高水肿的双下肢，以利于下肢静脉回流，减轻水肿的程度。

（3）饮食护理：予以低盐、高蛋白饮食，少食多餐。按病情限制钠盐及水分摄入，重度水肿盐摄入量为 1g/d、中度水肿 3g/d、轻度水肿 5g/d；还要控制含钠高的食物摄入，如腊制品、发酵的点心、味精、酱油、皮蛋、方便面、啤酒、汽水等。每日的饮水量通常一半量在用餐时摄取，另一半量在两餐之间摄入，必要时可给患者行口腔护理，以减轻口渴感。

（4）用药护理：应用强心苷和利尿药期间，监测水、电解质平衡情况，及时补钾。控制输液量和速度。

（5）保持皮肤清洁干燥，保持衣着宽松舒适，床单、衣服干净平整。观察患者皮肤水肿的消退情况，定时更换体位，避免水肿部位长时间受压，避免在水肿明显的下肢深静脉输液，防止皮肤破损和压疮形成。

（五）活动无耐力

1. 相关因素　与心输出量减少，组织缺血、缺氧及胃肠瘀血引起的食欲缺乏、进食减少有关。

2. 临床表现

（1）生活不能自理。

（2）活动持续时间短。

（3）主诉疲乏、无力。

3. 护理措施

（1）评估心功能状态。

（2）设计活动目标与计划，以调节其心理状况，促进活动的动机和兴趣。让患者了解活动无耐力的原因及限制活动的必要性，根据心功能决定活动量。

（3）循序渐进为原则，逐渐增加患者的活动量，避免使心脏负荷突然增加。①抬高床头45°～60°，使患者半卧位；②病室内行走；③病区走廊内进行短距离的行走，然后逐渐增加距离。

（4）注意监测活动时患者的心率、呼吸、面色，发现异常立即停止活动。

（5）在患者活动量的允许范围内，让患者尽可能自理，为患者的自理活动提供方便条件。①将患者的常用物品放置在患者容易拿到的地方；②及时巡视病房，询问患者有无生活需要，及时满足其需求；③教会患者使用节力的技巧。

（6）教会患者使用环境中的辅助设施，如床栏，病区走廊内、厕所内的扶手等，以增加患者的活动耐力。

（7）根据病情和活动耐力限制探视人次和时间。

（8）间断或持续鼻导管吸氧，氧流量 2～3L/min，严重缺氧时 4～6L/min 为宜。

（六）潜在并发症：电解质紊乱

1. 相关因素

（1）全身血流动力学、肾功能及体内内分泌的改变。

（2）交感神经张力增高与 R-A-A 系统活性增高的代偿机制对电解质的影响。

（3）心力衰竭使 Na^+-K^+-ATP 酶受抑制，使离子交换发生异常改变。

（4）药物治疗可影响电解质：①袢利尿药及噻嗪类利尿药可导致低钾血症、低钠血症和低镁血症；②保钾利尿药如螺内酯可导致高钾血症；③血管紧张素转换酶抑制药（ACEI）可引起高钾血症，尤其是肾功能不全的患者。

2. 临床表现

（1）低钾血症：轻度乏力至严重的麻痹性肠梗阻、肌肉麻痹、心电图的改变（T 波低平、U 波）、心律失常，并增加地高辛的致心律失常作用。

（2）低钠血症：轻度缺钠的患者可有疲乏、无力、头晕等症状，严重者可出现休克、昏迷，甚至死亡。

（3）低镁血症：恶心、呕吐、乏力、头晕、震颤、痉挛、麻痹、严重低镁可导致房性或室性心律失常。

（4）高钾血症：乏力及心律失常。高钾血症会引起致死性心律失常，出现以下 ECG 改变：T 波高尖；PR 间期延长；QRS 波群增宽。

3. 护理措施

（1）密切监测患者的电解质，及时了解患者的电解质变化，尤其是血钾、血钠和血镁。

（2）在服用利尿药、ACEI 等药物期间，密切观察患者的尿量和生命体征变化，观察患者有无因电解质紊乱引起的胃肠反应、神志变化、心电图改变。

（3）一旦出现电解质紊乱，应立即报告医生，给予相应的处理。

1）低钾血症：停用排钾利尿药及洋地黄制剂；补充钾剂，通常应用 10% 枸橼酸钾口服与氯化钾静脉应用均可有效吸收。传统观念认为严重低钾者可静脉补钾，静滴浓度不宜超过 40mmol/L，速度最快为 20mmol/h（1.5g/h），严禁用氯化钾溶液直接静脉推注。但新的观点认为，在做好患者生命体征监护的情况下，高浓度补钾也是安全的。

高浓度静脉补钾有如下优点：能快速、有效地提高血钾的水平，防止低钾引起的心肌应激性及血管张力的影响；高浓度静脉补钾避免了传统的需输注大量液体，从而减轻了心脏负荷，尤其适合于心力衰竭等低钾血症患者。

高浓度补钾时的护理：①高浓度静脉补钾必须在严密的监测血清钾水平的情况下和心电监护下进行，须每 1~2h 监测一次血气分析，了解血清钾水平，并根据血钾提高的程度来调整补钾速度，一般心力衰竭患者血钾要求控制在 4.0mmol/L 以上，＞45mmol/L 须停止补钾；②严格控制补钾速度，最好用微泵调节，速度控制在 20mmol/h 以内，补钾的通道严禁推注其他药物，避免因瞬间通过心脏的血钾浓度过高而致心律失常；③高浓度静脉补钾应在中心静脉管道内输注，严禁在外周血管注射，因易刺激血管的血管壁引起剧痛或静脉炎；④补钾期间应监测尿量＞30mL/h，若尿量不足可结合中心静脉压（CVP）判断血容量，如为血容量不足应及时扩容使尿量恢复；⑤严密观察心电图改变，了解血钾情况，如 T 波低平，ST 段压低，出现 U 波，提示低钾可能，反之，T 波高耸则表示有高钾血症的可能；⑥补钾的同时也应补镁，因为细胞内缺钾的同时多数也缺镁，且缺镁也易诱发心律失常，甚至有人认为即使血镁正常也应适当补镁，建议监测血钾的同时也监测血镁的情况。

2）低钠血症：稀释性低钠血症患者对利尿药的反应很差，血浆渗透压低，因此，选用渗透性利尿药甘露醇利尿效果要优于其他利尿药，联合应用强心药和袢利尿药。甘露醇 100~250mL 须缓慢静滴，一般控制在 2~3h 内静脉滴注，并在输注到一半时应用强心药（毛花苷 C），10~20min 后根据患者的情况静脉注射呋塞米 100~200mg。

真性低钠血症利尿药的效果很差。应当采用联合应用大剂量袢利尿药和输注小剂量高渗盐水的治疗方法。补钠的量可以参照补钠公式计算。

补钠量（g）＝（142mmol/L−实测血清钠）×0.55×体重（kg）/17

根据临床情况，一般第 1 天输入补充钠盐量的 1/4~1/3，根据患者的耐受程度及血清钠的水平决定下次补盐量。具体方案 1.4%~3.0% 的高渗盐水 150mL，30min 内快速输入，如果尿量增多，应注意静脉给予 10% 氯化钾 20~40mL/d，以预防低钾血症。入液量为 1000mL，每天测定患者的体重、24h 尿量、血电解质和尿的实验室指标。严密观察心肺功能等病情变化，以调节剂量和滴速，一般以分次补给为宜。

3）低镁血症：有症状的低镁血症：口服 2~4mmol/kg 体重，每 8~24 小时服 1 次。补镁的过程中应注意不要太快，如过快会超过肾阈值，导致镁从尿液排出。无症状者亦应口服补充。不能口服时，也可用 50% 硫酸镁 20mL 溶于 50% 葡萄糖 1000mL 静滴，缓慢滴注。通常需连续应用 3~5d 才能纠正低镁血症。

4）高钾血症：出现高钾血症时，应立即停用保钾利尿药，纠正酸中毒；静脉注射葡糖酸钙剂对抗高钾对心肌传导的作用，这种作用是快速而短暂的，一般数分钟起作用，但只维持不足 1h。如 ECG 改变持续存在，5min 后再次应用。为了增加钾向细胞内的转移，应用胰岛素 10IU 加入 50% 葡萄糖 50mL 静滴可在 10~20min 内降低血钾，此作用可持续 4~6h；应用袢利尿药以增加钾的肾排出；肾功能不全的严重高血钾（＞7mmol/L）患者应当立即给予透析治疗。

（七）潜在的并发症：洋地黄中毒

1. 相关因素　与洋地黄类药物使用过量、低血钾等因素有关。

2. 临床表现

（1）胃肠反应：一般较轻，常见食欲缺乏、恶心、呕吐、腹泻、腹痛。

（2）心律失常：服用洋地黄过程中，心律突然转变，是诊断洋地黄中毒的重要依据。如心率突然显著减慢或加速，由不规则转为规则，或由规则转为有特殊规律的不规则。洋地黄中毒的特征性心律失常有：多源性室性期前收缩呈二联律，特别是发生在心房颤动的基础上；心房颤动伴完全性房室传导阻滞与房室结性心律；心房颤动伴加速的交接性自主心律呈干扰性房室分离；心房颤动频发交界性逸搏或短阵交界性心律；室上性心动过速伴房室传导阻滞；双向性交界性或室性心动过速和双重性心动过速。洋地黄引起的不同程度的窦房和房室传导阻滞也颇为常见。应用洋地黄过程中出现室上性心动过速伴房室传导阻滞是洋地黄中毒的特征性表现。

（3）神经系统表现：可有头痛、失眠、忧郁、眩晕，甚至神志错乱。

（4）视觉改变：可出现黄视或绿视及复视。

（5）血清地高辛浓度＞2.0ng/mL。

3. 护理措施

（1）遵医嘱正确给予洋地黄类药物。

（2）熟悉洋地黄药物使用的适应证、禁忌证和中毒反应，若用药前心率＜60 次/分，禁止给药。

用药适应证：洋地黄类适用于心功能Ⅱ级以上的各种心力衰竭，除非有禁忌证不能使用，还适用于心功能Ⅲ、Ⅳ级收缩性心力衰竭，窦性心律的心力衰竭。

用药禁忌证：本品禁用于预激综合征并发心房颤动、二度或三度房室传导阻滞、病态窦房结综合征无起搏器保护者，低血钾者。

洋地黄中毒敏感人群：老年人；急性心肌梗死（AMD）、心肌炎、肺心病、重度心力衰竭；肝、肾功能不全；低钾血症、贫血、甲状腺功能减退症。

使地高辛浓度升高的药物：奎尼丁、胺碘酮、维拉帕米。

（3）了解静脉使用毛花苷 C 的注意事项：需稀释后才能使用，成人静脉注射毛花苷 C 洋地黄化负荷剂量为 0.8mg，首次给药 0.2mg 或 0.4mg 稀释后静脉推注，每隔 2~4h 可追加 0.2mg，24h 内总剂量不宜超过 0.8~1.2mg。对于易于发生洋地黄中毒者及 24h 内用过洋地黄类药物者应根据情况酌情减量或减半量给药。推注时间一般 15~20min，推注过程中密切观察患者心律和心率的变化，一旦心律出现房室传导阻滞、长间歇及心率＜60 次/分，均应立即停止给药，并通知医生。

（4）注意观察患者有无洋地黄中毒反应的发生。

（5）一旦发生洋地黄中毒，及时处理洋地黄制剂的毒性反应：①临床中毒患者立即停药，同时停用排钾性利尿药，重者内服不久时立即用温水、浓茶或 1∶2000 高锰酸钾溶液洗胃，用硫酸镁导泻。②内服通用解毒药或鞣酸蛋白 3~5g。③发生少量期前收缩或短阵二联律时可口服 10% 氯化钾液 10~20mL，每日 3~4 次，片剂有发生小肠炎、出血或肠梗阻的可能，故不宜用。如中毒较重，出现频发的异位搏动，伴心动过速、室性心律失常时，可静脉滴注氯化钾，注意用钾安全。④如有重度房室传导阻滞、窦性心动过缓、窦房传导阻滞、窦性停搏、心室率缓慢的心房颤动及交界性逸搏心律等，根据病情轻重酌情采用硫酸阿托品静脉滴注、静脉注射或皮下注射。⑤当出现洋地黄引起的各种快速心律失常时，如伴有房室传导阻滞的房性心动过速和室性期前收缩等患者，苯妥英钠可称为安全有效的良好药物，可用 250mg 稀释于 20mL 的注射用水或生理盐水中（因为强碱性，不宜用葡萄糖液稀释），于 5~15min 内注射完，待转为窦性心律后，用口服法维持，每次 0.1g，每日 3~4 次。⑥出现急性快速型室性心律失常，如频发室性期前收缩、室性心动过速、心室扑动及心室颤动等，可用利多卡因 50~100mg 溶于 10% 葡萄糖溶液 20mL，在 5min 内缓慢静脉注入，若无效可取低限剂量重复数次，间隔 20min，总量不超过 300g，心律失常控制后，继以 1~3mg/min 静脉滴注维持。

除上述方法外，电起搏对洋地黄中毒诱发的室上性心动过速和其引起的完全性房室传导阻滞且伴有阿–斯综合征者是有效而适宜的方法。前者利用人工心脏起搏器发出的电脉冲频率，超过或接近心脏的异位频率，通过超速抑制而控制异位心律；后者是采用按需型人工心脏起搏器进行暂时性右心室起搏。为避免起搏电极刺激诱发严重心律失常，应同时合用苯妥英钠或利多卡因。

（八）焦虑

1. 相关因素　与疾病的影响、对治疗及预后缺乏信心、对死亡的恐惧有关。
2. 临床表现　精神萎靡、消沉、失望；容易激动；夜间难以入睡；治疗、护理欠合作。
3. 护理措施
（1）患者出现呼吸困难、胸闷等不适时，守候在患者身旁，给患者以安全感。
（2）耐心解答患者提出的问题，给予健康指导。
（3）与患者和家属建立融洽的关系，避免精神应激，护理操作要细致、耐心。
（4）尽量减少外界压力刺激，创造轻松和谐的气氛。
（5）提供有关治疗信息，介绍治疗成功的病例，注意正面效果，使患者树立信心。
（6）必要时寻找合适的支持系统，如单位领导和家属对患者进行安慰和关心。

五、健康教育

（一）心理指导

急性心力衰竭发作时，患者因不适而烦躁。护士要以亲切的语言安慰患者，告知患者尽量做缓慢深呼吸，采取放松疗法，稳定情绪，配合治疗及护理，才能很快缓解症状。长期反复发病患者，需保持情绪稳定，避免焦虑、抑郁、紧张及过度兴奋，以免诱发心力衰竭。

（二）饮食指导

（1）提供令人愉快、舒畅的进餐环境，避免进餐时间进行治疗；饮食宜少食多餐、不宜过饱，在食欲最佳的时间进食，宜进食易消化、营养丰富的食物。控制钠盐的摄入，每日摄入食盐5g以下。对使用利尿药患者，由于在使用利尿药的同时，常伴有体内电解质的排出，容易出现低血钾、低血钠等电解质紊乱，并容易诱发心律失常、洋地黄中毒等，可指导患者多食香蕉、菠菜、苹果、橙子等含钾高的食物。

（2）适当控制主食和含糖零食，多吃粗粮、杂粮，如玉米、小米、荞麦等；禽肉、鱼类及核桃仁、花生、葵花子等坚果类含不饱和脂肪酸较多，可多用；多食蔬菜和水果，不限量，尤其是超体重者，更应多选用带色蔬菜，如菠菜、油菜、番茄、茄子和带酸味的新鲜水果，如苹果、橘子、山楂，提倡吃新鲜蔬菜；多用豆油、花生油、菜油及香油等植物油；蛋白质按2g/kg供给，蛋白尽量多用黄豆及其制品，如豆腐、豆干、百叶等，其他如绿豆、赤豆。

（3）禁忌食物：限制精制糖，包括蔗糖、果糖、蜂蜜等单糖类；最好忌烟酒，忌刺激性食物及调味品，忌油煎、油炸等烹调方法；少用猪油、黄油等动物油烹调；禁用动物脂肪高的食物，如猪肉、牛肉、羊肉及含胆固醇高的动物内脏、动物脂肪、蛋黄等；食盐不宜多用，每天2～4g；含钠味精也应适量限用。

（三）作息指导

减少干扰，为患者提供休息的环境，保证睡眠时间。有呼吸困难者，协助患者采取适当的体位。教会患者放松疗法如局部按摩、缓慢有节奏的呼吸或深呼吸等。根据不同的心功能采取不同的活动量。在患者活动耐力许可范围内，鼓励患者尽可能生活自理。教会患者保存体力，减少氧耗的技巧，在较长时间活动中穿插休息，日常用品放在易取放位置。部分自理活动可坐着进行，如刷牙、洗脸等。心力衰竭症状改善后增加活动量时，首先是增加活动时间和频率，然后才考虑增加运动强度。运动方式可采取半坐卧、坐起、床边摆动肢体、床边站立、室内活动、短距离步行。

（四）出院指导

（1）避免诱发因素，气候转凉时及时添加衣服，预防感冒。

（2）合理休息，体力劳动不要过重，适当的体育锻炼以提高活动耐力。

（3）进食富含维生素、粗纤维食物，保持大便通畅。少量多餐，避免过饱。

（4）强调正确按医嘱服药，不随意减药或撤换药的重要性。

（5）定期门诊随访，防止病情发展。

第六章

消化系统疾病的护理

第一节　胃食管反流病

胃食管反流病（GERD）是一种因胃和（或）十二指肠内容物反流入食管引起胃灼热、反流、胸痛等症状和（或）组织损害的综合征，包括食管综合征和食管外综合征。食管综合征有典型反流综合征、反流胸痛综合征和伴食管黏膜损伤的综合征，如反流性食管炎（RE）、反流性狭窄、Barrett 食管（BE）及食管腺癌。食管外综合征有反流性咳嗽综合征、反流性喉炎综合征、反流性哮喘综合征及反流性蛀牙综合征，还可能有咽炎、鼻窦炎、特发性肺纤维化及复发性中耳炎。

根据内镜下表现的不同，GERD 可分为非糜烂性反流病（NERD）、RE 及 BE，我国 60%～70% 的 GERD 表现为 NERD。

一、病因和发病机制

与 GERD 发生有关的机制包括抗反流防御机制的削弱、食管黏膜屏障的完整性破坏及胃十二指肠内容物反流对食管黏膜的刺激等。

（一）抗反流机制的削弱

抗反流机制的削弱是 GERD 的发病基础，包括食管下括约肌（LES）功能失调、食管廓清功能下降、食管组织抵抗力损伤、胃排空延迟等。

1. LES 功能失调　LES 功能失调在 GERD 发病中起重要作用，其中 LES 压力降低、一过性食管下括约肌松弛（TLESR）及裂孔疝是引起 GERD 的 3 个重要因素。

LES 正常长 3～4cm，维持 10～30mmHg 的静息压，是重要的抗反流屏障。当 LES 压力＜6mmHg 时，即易出现胃食管反流。即使 LES 压力正常，不一定就没有胃食管反流。近来的研究表明，TLESR 在 GERD 的发病中有重要作用。TLESR 系指非吞咽情况下 LES 发生自发性松弛，可持续 8～10s，长于吞咽时 LES 松弛，并常伴胃食管反流。TLESR 是正常人生理性胃食管反流的主要原因，目前认为 TLESR 是小儿胃食管反流的最主要因素，胃扩张（餐后、胃排空异常、空气吞入）是引发 TLESR 的主要刺激因素。裂孔疝破坏了正常抗反流机制的解剖和生理，使 LES 压力降低并缩短了 LES 长度，削弱了膈肌的作用，并使食管蠕动减弱，故食管裂孔疝是胃食管反流重要的病理生理因素。

2. 食管、胃功能下降

（1）食管：健康人的食管借助正常蠕动可有效清除反流入食管的胃内容物。GERD 患者由于食管原发和继发蠕动减弱，无效食管运动发生率高，有如硬皮病样食管，致食管廓清功能障碍，不能有效廓清反流入食管的胃内容物。

（2）胃：胃轻瘫或胃排空功能减弱，胃内容物大量潴留，胃内压增加，导致胃食管反流。

（二）食管黏膜屏障

食管黏膜屏障是食管黏膜上皮抵抗反流物对其损伤的重要结构，包括食管上皮前、上皮及上皮后屏障。当屏障功能受损时，即使是正常反流亦可致食管炎。

（三）胃十二指肠内容物反流

胃食管反流时，含胃酸、胃蛋白酶的胃内容物甚至十二指肠内容物反流入食管，引起胃灼热、反流、胸痛等症状，甚至导致食管黏膜损伤。难治性 GERD 常伴有严重的胃食管反流。Vaezi 等发现，混合反流可导致较单纯反流更为严重的黏膜损伤，两者可能存在协同作用。

二、流行病学

GERD 是一种常见病，在世界各地的发病率不同，欧美发病率为 10%～20%，在南美约为 10%，亚洲发病率约为 6%。无论在西方还是在亚洲，GERD 的发病率均呈上升趋势。

三、病理

RE 的病理改变主要有食管鳞状上皮增生，黏膜固有层乳头向表面延伸，浅层毛细血管扩张、充血和（或）出血，上皮层内中性粒细胞和淋巴细胞浸润，严重者可有黏膜糜烂或溃疡形成。慢性病变可有肉芽组织形成、纤维化以及 Barrett 食管改变。

四、临床表现

GERD 的主要临床表现包括以下内容。

（一）食管表现

1. 胃灼热　胃灼热是指胸骨后的烧灼样感觉，胃灼热是 GERD 最常见的症状。胃灼热的严重程度不一定与病变的轻重程度一致。

2. 反流　反流指胃内容物反流入口中或下咽部的感觉，此症状多在胃灼热、胸痛之前发生。

3. 胸痛　胸痛作为 GERD 的常见症状，日渐受到临床的重视。可酷似心绞痛，对此有时仅从临床很难做出鉴别。胸痛的程度与食管炎的轻重程度无平行关系。

4. 吞咽困难　吞咽困难指患者能感觉到食物从口腔到胃的过程中发生障碍，吞咽困难可能与咽喉部的发胀感同时存在。引起吞咽困难的原因很多，包括与反流有关的食管痉挛、食管运动功能障碍、食管瘢痕狭窄及食管癌等。

5. 上腹痛　也可以是 GERD 的主要症状。

（二）食管外表现

1. 咽喉部表现　如慢性喉炎、慢性声嘶、发音困难、声带肉芽肿、咽喉痛、流涎过多、癔球症、颈部疼痛、牙周炎等。

2. 肺部表现　如支气管炎、慢性咳嗽、慢性哮喘、吸入性肺炎、支气管扩张、肺脓肿、肺不张、咯血及肺纤维化等。

五、相关检查

（一）上消化道内镜

对 GERD 患者，内镜检查可确定是否有 RE 及病变的形态、范围与程度；同时可取活体组织进行病理学检查，明确有无 BE、食管腺癌；还可进行有关的治疗。但内镜检查不能观察反流本身，内镜下的食管炎也不一定都由反流引起。

洛杉矶分级是目前国际上最为广泛应用的内镜 RE 分级方案，根据内镜下食管黏膜破损的范围和形状，将 RE 划分为 A～D 级。

（二）其他检查

1. 24h 食管 pH 值监测　是最好的定量监测胃食管反流的方法，已作为 GERD 诊断的金标准。最常使用的指标是 pH 值<4 总时间（％）。该方法有助于判断反流的有无及其和症状的关系，以及疗效不佳的原因。其敏感性与特异性分别为 79%～90% 和 86%～100%。该检查前 3～5d 停用改变食管压力的药物（胃肠动力剂、抗胆碱能药物、钙通道阻断剂、硝酸盐类药物、肌肉松弛剂等）、抑制胃酸的药物（PPI、H₂RA、抑酸药）。

近年，无绳食管 pH 胶囊（bravo 胶囊）的应用使食管 pH 值监测更为方便，易于接受，且可行食管多部位（远端、近端及下咽部等）及更长时间（48～72h）的监测。

2. 食管测压　可记录 LES 压力、显示频繁的 TLESR 和评价食管体部的功能。单纯用食管压力来诊断胃食管反流并不十分准确，其敏感性约为 58%，特异性约为 84%。因此，并非所有的 GERD 患者均需做食管压力测定，仅用于不典型的胸痛患者或内科治疗失败考虑用外科手术抗反流者。

3. 食管阻抗监测　通过监测食管腔内阻抗值的变化来确定是液体或气体反流。目前，食管腔内阻抗导管均带有 pH 值监测通道，可根据 pH 值和阻抗变化进一步区分酸反流（pH 值<4）、弱酸反流（pH 值在 4～7）以及弱碱反流（pH 值>7），用于 GERD 的诊断，尤其有助于对非酸反流为主的 NERD 患者的诊断、抗反流手术前和术后的评估、难治性 GERD 病因的寻找、不典型反流症状的 GERD 患者的诊断以及确诊功能性胃灼热患者。

4. 食管胆汁反流测定　用胆汁监测仪测定食管内胆红素含量，从而了解有无十二指肠胃食管反流。现有的 24h 胆汁监测仪可得到胆汁反流次数、长时间反流次数、最长反流时间和吸收值≥0.14 的总时间及其百分比，从而对胃食管反流做出正确的评价。因采用比色法检测，必须限制饮食中的有色物质。

5. 上胃肠道 X 线钡餐　对观察有无反流及食管炎均有一定的帮助，还有助于排除其他疾病和发现有无解剖异常，如膈疝，有时上胃肠道钡餐检查还可发现内镜检查没有发现的轻度食管狭窄，但钡餐检查的阳性率不高。

6. 胃-食管放射性核素闪烁显像　此为服用含放射性核素流食后以 γ 照相机检测放射活性反流的技术。本技术有 90% 的高敏感性，但特异性低，仅为 36%。

7. GERD 诊断问卷　让疑似 GERD 患者回顾过去 4 周的症状以及症状发作的频率，并将症状由轻到重分为 0～5 级，评估症状程度，总分超过 12 分即可诊断为 GERD。

8. 质子泵抑制剂（PPI）试验对疑似 GERD 的患者，可服用标准剂量 PPI，每天 2 次，用药时间为 1～2 周。患者服药后 3～7d，若症状消失或显著好转，本病诊断可成立。其敏感性和特异性均可达 60% 以上。但本试验不能鉴别恶性疾病，且可因用 PPI 而掩盖内镜所见。

9. 超声诊断　超声诊断直观性好，诊断敏感性高，并且对患者的损伤性小。B超诊断GERD标准为至少在2次不同时间内观察到反流物充满食管下段和胃与食管间液体来回移动。

六、诊断

由于GERD临床表现多种多样，症状轻重不一，有的患者可能有典型的反流症状，但内镜及胃食管反流检测无异常；而有的患者以其他器官系统的症状为主要表现，给GERD的诊断造成一定的困难。因此，GERD的诊断应结合患者的症状及实验室检查综合判断。

（1）RE的诊断：有胃食管反流的症状，内镜可见累及食管远端的食管炎，排除其他原因所致的食管炎。

（2）NERD的诊断：有胃食管反流的症状，内镜无食管炎改变，但实验室检查有胃食管反流的证据。如：①24h食管pH值监测阳性；②食管阻抗监测、食管胆汁反流测定、静息放射性核素检查或钡餐检查显示胃食管反流；③食管测压显示LES压力降低或TLESR，或食管体部蠕动波幅降低。

七、治疗

胃食管反流病的治疗目标为充分缓解症状、治愈食管炎、维持症状缓解和胃镜检查的缓解、治疗或预防并发症。

1. GERD的非药物治疗　非药物治疗指生活方式的指导，避免一切引起胃食管反流的因素等。如要求患者饮食不宜过饱；忌烟、酒、咖啡、巧克力、酸食和过多脂肪；避免餐后立即平卧。对仰卧位反流，抬高床头10cm就可减轻症状。对于立位反流，有时只要患者穿宽松衣服，避免牵拉、上举或弯腰就可减轻。超重者在减肥后症状会有所改善。某些药物能降低LES的压力，导致反流或使其加重，如抗胆碱能药物、钙通道阻断剂、硝酸盐类药物、肌肉松弛剂等，对GERD患者尽量避免使用这些药物。

2. GERD的药物治疗

（1）抑酸药：抑酸药是治疗GERD的主要药物，主要包括PPI和H_2受体阻滞剂（H_2RA），PPI症状缓解最快，对食管炎的治愈率最高。虽然H_2RA疗效低于PPI，但在一些病情不是很严重的GERD患者中，采用H_2RA仍是有效的。

（2）促动力药：促动力药可用于经过选择的患者，特别是作为酸抑制治疗的一种辅助药物。对大多数GERD患者，目前应用的促动力药不是理想的单一治疗药物。

1）多巴胺受体拮抗剂：此类药物能促进食管、胃的排空，增加LES的张力。此类药物包括甲氧氯普胺和多潘立酮，常用剂量为10mg，每天3～4次，睡前和餐前服用。前者如剂量过大或长期服用，可导致锥体外系神经症状，故老年患者慎用；后者长期服用亦可致高催乳素血症，产生乳腺增生、泌乳和闭经等不良反应。

2）非选择性5-HT$_4$受体激动剂：此类药能促进肠肌丛节后神经释放乙酰胆碱而促进食管、胃的蠕动和排空，从而减轻胃食管反流。目前常用的为莫沙必利，常用剂量为5mg，每天3～4次，饭前15～30min服用。

3）伊托必利：此类药可通过阻断多巴胺D_2受体和抑制胆碱酯酶的双重功能，起到加速胃排空、改善胃张力和敏感性、促进胃肠道动力的作用。该药消化道特异性高，对心脏、中枢神经系统、泌乳素分泌的影响小，在GERD治疗方面具有长远的优势。常用剂量为50mg，每天3～4次，饭前15～30min服用。

（3）黏膜保护剂：对控制症状和治疗反流性食管炎有一定疗效。常用的药物有硫糖铝1g，每天3～4次，饭前1h及睡前服用；铝碳酸镁1g，每天3～4次，饭前1h及睡前服用，具有独特的网状结构，既可中和胃酸，又可在酸性环境下结合胆汁酸，对于十二指肠胃食管反流有较好的治疗效果。枸橼酸铋钾盐（TDB）480mg/d，分2～4次于饭前及睡前服用。

（4）γ-氨基丁酸（GABA）受体抑制剂：由于TLESR是发生胃食管反流的主要机制，因此TLESR成为治疗的有效靶点。对动物及人类的研究显示，GABA受体抑制剂巴氯芬可抑制TLESR，可能是通过抑制脑干反射而起作用的。巴氯芬对GERD患者既有短期作用，又有长期作用，可显著减少反流次数和缩短食管酸暴露时间，还可明显改善十二指肠胃食管反流及其相关的反流症状，是目前控制TLESR发生率最有前景的药物。

（5）维持治疗：因为GERD是一种慢性疾病，持续治疗对控制症状及防止并发症是适当的。

3. GERD的内镜抗反流治疗　为了避免GERD患者长期需要药物治疗及手术治疗风险大的缺点，内镜医生在过去的几年中在内镜治疗GERD方面做出了不懈的努力，通过这种方法改善LES的屏障功能，发挥其治疗作用。

（1）胃镜下腔内折叠术：该方法是将一种缝合器安装在胃镜前端，于直视下在齿状线下缝合胃壁组织，形成褶皱，增加贲门口附近紧张度、"延长腹内食管长度"及形成皱褶，以阻挡胃肠内容物的反流。包括黏膜折叠方法或全层折叠方法。

（2）食管下端注射法：内镜直视下环贲门口或食管下括约肌肌层注射无活性低黏度膨胀物质，增加LES的功能。

（3）内镜下射频治疗：该方法是将射频治疗针经活检孔道送达齿状线附近，刺入食管下端的肌层进行热烧灼，使肌层"纤维化"，增加食管下端张力。

内镜治疗GERD的安全性及可能性已经多中心研究所证明，且显示大部分患者可终止药物治疗，但目前仍缺乏严格的大样本多中心对照研究。

4. GERD的外科手术治疗　对GERD患者行外科手术治疗时，必须掌握严格的适应证，主要包括：①需长期用药维持，且用药后症状仍然严重者；②出现严重并发症，如出血、穿孔、狭窄等，经药物或内镜治疗无效者；③伴有严重的食管外并发症，如反复并发肺炎、反复发作的难以控制的哮喘、咽喉炎，经药物或内镜治疗无效者；④疑有恶变倾向的BE；⑤严重的胃食管反流而不愿终生服药者；⑥仅对大剂量质子泵抑制剂起效的年轻患者，如有严重并发症（出血、狭窄、BE）。

临床应用过的抗反流手术方法较多。目前治疗GERD的手术常用Nissen胃底折叠术、Belsey胃底部分折叠术。各种抗反流手术治疗的效果均应通过食管24h的pH值测定、内镜及临床表现进行综合评价。

近十几年来，腹腔镜抗反流手术得到了长足的发展。腹腔镜胃底折叠术是治疗GERD疗效确切的方法，是治疗GERD的主要选择之一，尤其对于年轻、药物治疗效果不佳、伴有裂孔疝的患者。与常规开放手术相比较，腹腔镜手术具有创伤小、术后疼痛轻和患者恢复快的优点，特别适用于年老体弱、心肺不佳的患者。但最近的研究显示，术后并发症高达30%，包括吞咽困难、不能打嗝、腹泻及肛门排气等。约62%的患者在接受抗反流手术10年后仍需服用PPI治疗。因此，内科医生在建议GERD患者行腹腔镜胃底折叠术前应注意这些并发症，严格选择患者。

5. 并发症的治疗

（1）食管狭窄的治疗：早期给予有效的药物治疗是预防GERD患者食管狭窄的重要手段。内镜扩张疗法是治疗食管狭窄所致吞咽困难的有效方法。扩张疗法所需食管扩张器有各型探条、气囊、水囊及汞橡胶扩张器等。常将食管直径扩张至14mm或44Fr。患者行有效的扩张食管治疗后，应用PPI或H$_2$RA维持治疗，避免食管再次狭窄。手术是治疗食管狭窄的有效手段。常在抗反流术前或术中同时使用食管扩张疗法。

（2）BE 的治疗

1）药物治疗：长期 PPI 治疗不能缩短 BE 的病变长度，但可促进部分患者鳞状上皮再生，降低食管腺癌的发生率。选择性 COX-2 抑制剂有助于减少患食管癌，尤其是腺癌的风险。

2）内镜治疗：目前常采用的内镜治疗方法有各种方式的内镜消融治疗和内镜下黏膜切除术。适应证为伴有异型增生和黏膜内癌的 BE 患者，超声内镜检查有助于了解病变的深度，有助于治疗方式的选择。

3）手术治疗：对已证实有癌变的 BE 患者，原则上应手术治疗。手术方法同食管癌切除术，胃肠道重建多用残胃或结肠，少数用空肠。

4）抗反流手术：包括外科手术和内镜下抗反流手术。虽然能在一定程度上改善 BE 患者的反流症状，但不能影响其自然病程，远期疗效有待证实。

八、护理评估

（一）健康史

询问患者症状出现的时间、频率和严重程度；了解患者饮食习惯如有无进食高脂食物、含咖啡因饮料等；有无烟酒嗜好；有无肥胖及其他疾病，是否服用对下食管括约肌压力有影响的药物等。

（二）身体评估

胃食管反流病的临床表现多样，轻重不一。

（1）反流症状：反酸、反食、嗳气等。常于餐后特别是饱餐后、平卧时发生，有酸性液体或食物从胃及食管反流到口咽部。反酸常伴胃灼热，是胃食管反流病最常见的症状。

（2）反流物刺激食管引起的症状：胃灼热、胸痛、吞咽痛等。胃灼热是一种胸骨后发热、烧灼样不适，常于餐后（尤其是饱餐或脂肪餐）1h 出现，躯体前屈或用力屏气时加重，站立或坐位时或服用抗酸药物后可缓解。一般认为是由于酸性反流物刺激食管上皮下的感觉神经末梢所致。反流物也可刺激机械感受器引起食管痉挛性疼痛，严重者可放射到颈部、后背、胸部，有时酷似心绞痛症状。部分患者可有吞咽痛和吞咽困难，常为间歇性发作，系食管动力异常所致，晚期可呈持续性进行性加重，常提示食管狭窄。

（3）食管以外刺激的临床表现：如咽部异物感、咳嗽、咽喉痛、声音嘶哑等。部分患者以咳嗽、哮喘为主要症状，系因反流物吸入呼吸道，刺激支气管黏膜引起炎症和痉挛；或因反流物刺激食管黏膜感受器，通过迷走神经反射性引起支气管痉挛所致。

（4）并发症

1）上消化道出血：由于食管黏膜炎症、糜烂和溃疡所致，多表现为黑便，呕血较少。

2）食管狭窄：重度反流性食管炎可因食管黏膜糜烂、溃疡，使纤维组织增生，瘢痕形成致食管狭窄，患者表现为渐进性吞咽困难，尤以进食固体食物时明显。

3）Barrett 食管：食管黏膜因受反流物的慢性刺激，食管与胃交界处的齿状线 2cm 以上的鳞状上皮被化生的柱状上皮替代，称为 Barrett 食管，是食管腺癌的主要癌前病变。

（三）辅助检查

1. 内镜检查　内镜检查是诊断反流性食管炎的最准确方法，并能判断反流性食管炎的严重程度和有无并发症。内镜下可见食管下段黏膜充血、水肿、糜烂，伴有浅表性溃疡和渗出物，晚期可见瘢痕形成和狭窄。

2. 食管 X 线钡餐检查 可见食管蠕动变弱，食管下段黏膜皱襞粗乱，有时可见小龛影及狭窄现象；头低位时可显示胃内钡剂反流入食管。其对胃食管反流病诊断的敏感性及特异性均较内镜检查低。

3. 24h 食管 pH 值监测 有助于明确在生理活动状态下有无过多的胃食管反流，且有助于明确患者的症状是否与酸反流有关，也可以用来监测正在治疗中的患者酸反流的控制情况。目前常用的观察指标是 24h 食管内 pH 值<4 的百分比、pH 值<4 的次数、持续 5min 以上的反流次数以及最长反流持续时间。胆汁反流可用 24h 胆汁监测仪（Bilitec-2000）测定。

4. 食管内测压 正常人下食管括约肌压力 10~30mmHg，下食管括约肌压力低于 10mmHg 提示可能出现胃食管反流。

5. 质子泵抑制剂（PPI）试验性治疗 PPI 试验是应用较高剂量 PPI 在较短时间内对怀疑胃食管反流病的患者进行诊断性治疗。PPI 试验的敏感性与 pH 值监测相似，可达 80%。

（四）心理—社会评估

重点评估患者的心理状况、工作及生活中的压力及其对生理心理状况的影响。如有无严重的焦虑或抑郁，对疾病知识的了解程度等。精神紧张、情绪变化和抑郁等均可影响食管动力和感觉功能，并影响患者对症状和疾病行为的感知能力，从而表现出焦虑、抑郁和躯体化精神症状。

九、护理措施

（一）指导患者改变不良生活方式和饮食习惯

（1）卧位时将床头抬高 10~20cm，避免餐后平卧和睡前 2h 进食。

（2）少量多餐，避免过饱；食物以高蛋白、高纤维、低脂肪、易消化为主，应细嚼慢咽；避免进食可使下食管括约肌压降低的食物，如高脂肪、巧克力、咖啡、浓茶等；戒烟酒。

（3）避免剧烈运动以及使腹压升高的因素，如肥胖、紧身衣、束腰带等。

（4）避免使用使下食管括约肌压降低的药物，如 β-肾上腺素能激动剂、α-肾上腺素能受体阻滞剂、抗胆碱能制剂、钙离子通道阻滞剂、茶碱等。

（二）用药指导

抑制胃酸是胃食管反流病治疗的主要手段，根据医嘱给患者进行药物治疗，注意观察疗效及不良反应。常用药物有：

（1）抑制胃酸药物：质子泵抑制剂（如奥美拉唑 20mg bid，兰索拉唑 30mg qd，伴托拉唑 40mg bid，雷贝拉唑 10mg bid 或埃索美拉唑 40mg bid）可有效抑制胃酸分泌，最快速地缓解症状。一天一次应用 PPI 的患者应该在早餐前服用，而睡前服用 PPI 可更好地控制夜间酸分泌，通常疗程在 8 周以上，部分患者需要长期服药。也可选用 H₂ 受体阻滞剂，如西咪替丁、雷尼替丁、法莫替丁等，疗程 8~12 周。适用于轻、中症患者。

（2）促动力药物：可增加下食管括约肌压力，改善食管蠕动功能，促进胃排空，减少胃食管反流，改善患者症状，可作为抑酸剂的辅助用药。常用药物有甲氧氯普胺或多潘立酮，餐前半小时服用，服药期间注意观察有无腹泻、便秘、腹痛、恶心等不良反应。

（3）黏膜保护剂：可以在食管黏膜表面形成保护性屏障，吸附胆盐和胆汁酸，阻止胃酸、胃蛋白酶的侵袭，防止其对食管黏膜的进一步损伤。常用药物包括硫糖铝、铋剂、铝碳酸镁等。硫糖铝片需嚼碎后成糊状，餐前半小时用少量温开水冲服，但长期使用可抑制磷的吸收而致骨质疏松。

（三）手术治疗患者的护理

手术治疗的目的是使食管下段形成一个高压带，提高下食管括约肌的压力，阻止胃内容物的反流。适应证包括：①由于不良反应，患者不能耐受长期 PPI 治疗；②PPI 疗效不佳；③患者因不愿长期服药要求手术；④并发出血、狭窄、Barrett 食管等；⑤反流引起严重呼吸道疾病等。通常采用胃底折叠术，近年来开展了腹腔镜下胃底折叠术和内镜下贲门黏膜缝扎术，均取得较好的近期疗效。

（1）术前护理：术前评估患者的生命体征和临床症状、营养状态、心理状态及患者手术有关的知识和术后配合的知识的了解程度；讲解手术操作方法、各项检查目的、配合方法，使患者树立战胜疾病的信心，更好地配合治疗。

（2）术后护理：指导患者深呼吸、有效咳嗽，避免呼吸道并发症；密切观察病情，若观察到胸骨后及上腹部剧烈疼痛、发热等情况，考虑手术并发症的可能，应及时与医生联系。

（四）心理护理

关心体贴患者，告知疾病与治疗有关知识，消除患者紧张情绪，避免一些加重本病的刺激因素，使患者主动配合治疗，保持情绪稳定。

第二节　食管癌

一、病因与发病机制

关于食管癌的发病因素，近年来有许多深入的研究和调查，但尚无公认的结论。一般认为可能与饮食习惯、吸烟、饮酒、营养、食管慢性炎症、口腔卫生不佳和遗传易感性有关。食物的物理刺激如粗、硬、烫的饮食，吸烟、饮酒、吃酸菜、咀嚼烟叶、槟榔被认为可反复刺激食管，引起慢性炎，最终发生恶变。在我国食管癌高发区，人们喜爱食用腌制的蔬菜，这些食品常被真菌污染，真菌除产生毒素外，与亚硝胺的合成有密切的关系。亚硝胺是致癌物质，大量存在于饮水和食物中，也能在体内合成。根据国内外研究，水及饮食中缺乏钼、锌、钛等微量元素，可能使植物中硝酸盐聚集，为合成亚硝胺提供前生物，从而直接或间接与食管癌的发生有关系。此外，口腔、食管的长期慢性炎导致上皮增生，最后可能发生癌变。扩散途径可通过直接扩散、淋巴道转移和血行转移。

二、临床表现与诊断

食管癌可发生在食管的任何位置，但中段最多，约占 50%；下段次之，占 30%；上段最少，占 20%。

（一）症状与体征

食管癌早期有大口进硬食时的梗阻感、进食后的食管异物感、吞咽时食管内的疼痛及胸骨后的闷胀不适感，这些症状时轻时重，呈进行性加重，但进展缓慢。食管癌中期是以进行性吞咽困难为特征的典型症状。有些患者梗阻较重，会出现进食后呕吐。晚期食管癌多为癌肿的并发症和压迫症状，表现为压迫气管导致咳嗽、呼吸困难；癌肿侵犯气管发生食管气管漏时，有进食呛咳、发热、咳脓痰、肺炎和肺脓肿形成；侵犯喉返神经出现声音嘶哑；侵犯膈神经导致膈肌麻痹时出现呼吸困难、膈肌反常运动；癌肿远处转移时，则出现锁骨上淋巴结肿大、肝大、黄疸、腹腔肿块及腹腔积液等。身体多处持续性疼痛，应考虑骨骼转移可能；出现恶病质，表现为极度消瘦和衰竭。

（二）诊断

1.X 线检查　早期食管癌的病变仅侵犯食管黏膜或黏膜下层。早期食管癌的 X 线征象为：局限性食管黏膜皱襞增粗、中断，潜在的龛影，小的充盈缺损。晚期则为充盈缺损、管腔狭窄和梗阻。

按食管癌形态特点可分为 5 型：①髓质型，约占 60%，肿瘤累及食管壁的全层，向腔内外生长，伴有中重度梗阻，食管造影显示明显的充盈缺损，晚期可见肿瘤的软组织阴影；②蕈伞型，占 15%～20%，肿瘤向腔内突出，呈扁平状肿块，累及食管壁的一部分，梗阻症状轻，食管造影显示部分管壁呈不对称的充盈缺损；③溃疡型，占 10%～15%，肿瘤在食管壁上呈大小不等的溃疡，梗阻症状轻，食管造影显示较大的溃疡龛影；④缩窄型，占 10%左右，肿瘤呈环形或短管形狭窄，食管造影显示对称性高度梗阻，梗阻以上的食管显著扩张；⑤腔内型，约占 2%，瘤体呈管腔内巨大包块，可有蒂，息肉状，表面可有溃疡，食管壁浸润不明显，病变段食管明显扩张，腔内可见椭圆形或腊肠状肿块阴影。

2. 细胞学检查检查工具为带网的气囊，拉网获取食管脱落细胞，做脱落细胞巴氏染色检查，两次阳性结果才能确诊。

3. 食管镜检查早期食管癌在食管镜下显示黏膜充血水肿、糜烂或小的菜花样突起。

4. CT 检查了解食管癌向腔外扩展情况和有无腹腔内器官或淋巴结转移，对决定手术有参考价值。

三、治疗原则

食管癌的治疗包括外科治疗、放射及药物治疗以及手术加放射和药物综合治疗。

（一）手术治疗

1. 根治性切除手术适于早期病例，可彻底切除肿瘤，以胃、结肠或空肠做食管重建术。

2. 姑息性切除手术　多为中晚期病例，虽可切除肿瘤，但不易彻底切净。

3. 姑息性手术　晚期肿瘤不能切除的病例，为减轻患者的吞咽困难，可采用食管腔内置管术、胃造口术、食管胃转流或食管结肠转流吻合术，这些手术对延长患者的生存时间效果不明显。

（二）放射治疗

1. 术前放疗加手术　术前放疗可使癌肿缩小，减少淋巴结转移，可提高手术切除率，减少术中癌肿扩散。病例选择的标准是食管中段或上中段癌，根据病史、食管造影所见手术切除可能性小，一般情况好，可进半流饮食者，放疗后休息 2～3 周再行手术。

2. 单纯放射　病理选择的标准是颈、上胸段食管癌及其他不宜手术的中晚期食管癌，一般情况较好。放疗的危险性较小，常见并发症有放射性肺炎、放疗后狭窄、气管食管漏、放射性骨髓炎、出血等详见本节护理问题部分。

（三）药物治疗

可用于缓解晚期癌肿患者的症状，常与其他疗法综合应用，但食管癌化疗效果不佳。

四、常见护理问题

（一）疼痛

1. 相关因素　①手术后各种管道的刺激；②手术造成的组织及神经末梢的损伤，物理切割等引起的炎症反应；③手术后患者深呼吸、咳嗽及主动或被动变换体位等的基本活动牵拉震荡胸廓及胸壁伤口。

2. 临床表现　患者自诉疼痛，一般在术后 1~3d 内显著，以后逐日递减，疼痛性质多为刺痛或刀割样疼痛，呈持续性或阵发性加重，常在深呼吸、咳嗽或变换体位后加剧，疼痛剧烈时可放射到同侧的肩部或背部。

3. 护理措施

（1）向患者及其家属解释疼痛的原因、持续时间和治疗护理措施，解除患者的顾虑，稳定其情绪。

（2）协助患者采取舒适卧位，并定时调整，协助患者进行呼吸训练和有效咳嗽。

（3）避免外界不良刺激，为患者提供安静、舒适的休息、睡眠环境。

（4）妥善固定胸腔闭式引流管，防止牵拉引起疼痛，患者有明显刺激疼痛时，应及时调整其位置。

（5）做各项治疗护理操作时，动作要轻柔，避免牵拉伤口引起疼痛。

（6）鼓励患者描述疼痛的部位、性质、程度、范围和自我耐受力，观察患者疼痛情况，正确评估疼痛，必要时遵医嘱应用镇静或止痛药物。

（7）教会并指导患者及其家属正确使用分散注意力的方法来降低患者对疼痛的敏感性。

（二）清理呼吸道无效

1. 相关因素　①开胸手术后伤口剧烈疼痛致使患者惧怕咳嗽；②全身麻醉后引起呼吸道分泌物增多，纤毛运动减弱；③全身麻醉使膈肌受抑制，术后患者疲乏无力，排痰困难。

2. 临床表现　患者呼吸急促，胸闷，发绀，听诊呼吸音减弱或消失并伴有干、湿啰音；患者咳嗽无效或没有咳嗽。

3. 护理措施

（1）戒烟：术前应戒烟 3 周以上，指导患者进行深呼吸训练，教会其有效咳痰的方法：咳嗽时让患者采取坐位，深吸气后屏气 3~5s 后用力从胸部深处咳嗽，不要从口腔后面或咽喉部咳嗽，也可轻轻地进行肺深部咳嗽，将痰引至大气管处，再用力咳出。

（2）术前雾化吸入：术前行雾化吸入能有效排除肺底部分泌物，预防术后肺炎、肺不张的发生。

（3）体位引流：对痰量多的患者，在病情许可的情况下可采用体位引流的方法，使患侧肺朝上，引流支气管开口朝下，2~3 次/天，每次 5~10min，同时鼓励患者深呼吸及有效咳嗽，减少肺部并发症的发生。

（4）指导并协助患者深呼吸、有效咳嗽：有效咳痰方法如下。①叩拍胸背震动支气管内痰液，使其松动，以利排出：护士应协助患者采取坐位或患侧朝上的侧卧位，五指并拢，掌指关节屈曲，有节律地、由下至上、由外至内叩拍患者的胸背部。叩拍时用力适度，避免在肋骨、伤口、乳房等处拍打，以免引起患者损伤或剧烈疼痛；②扶持前胸后背：护士站在非手术侧，从前后胸壁扶持术侧胸廓，轻压伤口，以不限制胸廓膨胀为宜。嘱患者深吸气后用力咳嗽；③腹部加压：护士站在手术侧，双手扶住患者的左上腹，在患者咳嗽的同时辅以压力，可增加膈肌作用力，促进排痰。

（5）术后雾化吸入：2~4 次/天，常用的雾化吸入药物有庆大霉素 8 万 U、糜蛋白酶 5mg、地塞米松 5mg、异丙托溴铵 500μg 等加入生理盐水 5mL。氧气驱动雾化吸入调节氧流量为 6～8L/min，每次 15～20min。

（6）合理止痛：准确评估患者的疼痛程度，主动及时给予止痛，减轻患者的疼痛和不适，有利于患者休息和恢复体力、主动咳嗽和排痰。

（7）其他：保持病室内适宜的温湿度，防止患者黏膜干燥，注意保暖，防止上呼吸道感染引起呼吸道分泌物增多而影响痰液的排出。

（三）低效型呼吸形态

1. 相关因素　①疼痛；②手术操作对肺部的牵拉；③麻醉后呼吸功能的障碍；④胸腔积液或积气。

2. 临床表现　①呼吸浅快；②脉搏增快；③端坐呼吸。

3. 护理措施

（1）评估患者的呼吸形态（频率、节律、幅度及呼吸音等情况），观察患者有无胸闷、气急、口唇发绀等缺氧症状。

（2）指导鼓励患者进行有效的呼吸、深呼吸及腹式呼吸，每 2～4 小时行有效咳痰，及时排除呼吸道分泌物，保持呼吸道通畅。腹式呼吸的方法：患者取仰卧位，双手置于腹部，吸气时保持胸部不动，腹部上升鼓起，呼气时尽量将腹壁下降呈舟腹状，呼吸缓慢均匀，频率≤8～12 次/分。

（3）向患者解释低效型呼吸形态的原因、呼吸锻炼和有效咳嗽的重要性，解除顾虑，使其主动配合。

（4）移动体位或咳嗽时给予有效的胸部保护，减轻胸部疼痛，必要时应用镇静或止痛药物。

（5）遵医嘱给予吸氧 2～4L/min，血压平稳后取半卧位。

（6）痰液黏稠不易咳出者，给予雾化吸入 2～4 次/天，以促进痰液排出。

（7）保持室内适宜的温湿度，定时开窗通风。

（8）必要时配合医生行胸腔穿刺或胸腔闭式引流，解除积液和积气。

（四）生活自理能力缺陷

1. 相关因素　①疼痛；②手术创伤；③活动耐力下降；④术后留置多根管道。

2. 临床表现　①自我进食缺陷；②沐浴自理缺陷；③穿衣自理缺陷；④如厕自理缺陷；⑤使用器具自理缺陷。

3. 护理措施

（1）评估患者自理缺陷的项目、程度、范围，制订生活护理计划，满足患者需求。

（2）做好与患者的沟通工作，解释说明加强自我护理对促进康复的意义，鼓励患者主动参与自理活动。

（3）与患者及其家属共同讨论患者能够自理的范围、程度，制订自我护理计划，促进自理能力的恢复。

（4）妥善固定各引流管道，为患者活动提供方便。

（5）观察患者活动时有无呼吸困难、心悸、发绀等症状，掌握其自理能力的恢复情况及时给予帮助和支持。

（五）潜在并发症：出血

1. 相关因素　与手术创面大，患者凝血功能障碍或肿瘤破裂有关。

2. 临床表现　引流液呈血性、量多，患者烦躁不安、皮肤黏膜苍白、末梢湿冷、脉搏快而细数、血压下降、尿量减少等血容量不足的表现。

3. 护理措施

（1）观察胃肠减压引流液的颜色、性状及量，并做好 24h 总结。食管癌术后一般 6～12h 可从胃管内引流少量血性胃液，术后第一个 24h 引流量为 100～200mL，术后 48h 引流量约为 300mL，如引流大量血性液，应考虑有活动性出血，应减小负压吸引力，并及时报告医生，及时处理。

（2）观察胸腔闭式引流液的颜色、性状及量，并做好 24h 总结。食管癌术后一般 24h 引流量约为 500mL，如术后胸腔引流液突然增多，呈鲜红色，超过 200mL/h，且呈递增趋势，连续 3h，患者表现为面色苍白、表情淡漠、心率加快，应考虑胸腔内活动性出血的可能，应立即报告医生，遵医嘱给予止血及补充血容量等措施，必要时做好开胸止血的准备。

（3）严密监测生命体征，观察神志、皮肤黏膜、末梢情况，发现异常及时处理。

（4）定时观察切口渗血情况。

（5）保持引流管通畅，定时挤压，防止血凝块阻塞管道，影响病情观察延误抢救时机。

（6）妥善固定胃管，每日检查胃管固定情况，防止因胃管压迫鼻腔黏膜引起损伤或出血。

（六）潜在并发症：感染

1. 相关因素　与手术创伤、呼吸道分泌物增加、使用侵入性插管、抵抗力降低、皮肤受损有关。

2. 临床表现　①体温升高；②脉搏增快；③白细胞计数升高；④引流液浑浊；⑤胸痛、胸闷；⑥乏力、食欲缺乏；⑦伤口感染可见脓性分泌物，局部红、肿、热、痛。

3. 护理措施

（1）密切观察体温的变化。

（2）指导患者注意保暖，预防感冒。

（3）指导协助患者进行有效的深呼吸及咳痰，彻底清除呼吸道分泌物，预防肺部感染。

（4）术前当日认真备皮，切勿损伤皮肤，预防切口感染。

（5）注意保持伤口敷料清洁、干燥、定期换药，观察切口愈合情况，发现感染迹象及时处理。

（6）保持胸腔闭式引流管通畅，防止阻塞；妥善固定，防止引流管口及衔接处脱落；水封瓶液面应低于胸腔 60cm 左右，搬动患者或更换胸腔闭式引流瓶时须夹闭胸管，防止引流液倒流引起逆行感染。胸腔闭式引流装置要求密闭、通畅、无菌。其装置组成：水封瓶的橡皮盖上插有两根长短不一的玻璃管，长管插入瓶内，并没入水面下 2～3cm，上端接引流管排液或排气；短管一端通大气，另一端插入引流瓶内 4～5cm，将引流的气体排出。

目前临床上使用的一次性胸腔引流调压水封贮液瓶，由贮液仓、水封仓和调压仓 3 个部分组成。该装置优点有：①密闭性能好，能有效防止脱管、倒吸、使用方便，可悬挂于床边，易于转运患者；②贮液仓容量大、标有刻度，便于护士临床观察和记录引流液量；③引流瓶只需每周更换一次，减少了感染机会，同时也大大减少了护理工作量。

（7）引流管一旦滑出或脱管，应立即用凡士林纱布封闭伤口，再做进一步处理。

（8）严格掌握拔管指征，术后 48～72h，引流液＜50mL/d，且颜色变淡，无渗血倾向时，即可拔除。拔管时嘱患者深吸气并屏住呼吸后快速拔除胸管，用无菌凡士林纱布覆盖伤口；拔管后应注意观察患者呼吸情况，有无胸痛、呼吸困难等症状，观察局部伤口有无渗血、渗液和漏气，并定时更换敷料直至伤口愈合。

（9）严格各项无菌操作，遵医嘱合理使用抗生素。

（10）提供高蛋白、高热量、高维生素营养支持，提高机体抵抗力。

（七）潜在并发症：食管吻合口漏

1. 相关因素　与感染、营养不良、手术操作不当、过早进食有关。
2. 临床表现　①持续性的体温升高；②脉搏增快；③白细胞计数升高；④胸腔穿刺或胸腔引流液中可见浑浊、带臭味液体，混有食物残渣；⑤胸痛、胸闷、呼吸困难、频繁刺激性咳嗽；⑥听诊术侧肺呼吸音明显减弱或消失；⑦严重者出现黄疸、休克，甚至菌血症。
3. 护理措施
（1）保持持续有效的胃肠减压，充分引流胃内液体及气体，降低吻合口张力，促进吻合口愈合。
（2）妥善固定胃管，并在胃管出鼻尖处做好标记，防止脱出。一旦脱出，不可盲目插入，以免损伤吻合口。
（3）指导并监督患者按规定正确饮食或禁食：胃肠减压期间禁食水，做好口腔护理。胃肠功能恢复后可少量饮水，次日起进半量流质3d，再改为全量流质3d，然后给予半流饮食，2周后可进软食。护士应注意观察患者进食后有无腹胀、腹痛、恶心、呕吐等不适。
（4）有颈部吻合口的患者避免过早采取半坐卧位，并限制颈部过早、过多活动。
（5）遵医嘱给予静脉高营养或空肠营养治疗，增加机体抵抗力。空肠营养的应用：以往食管癌术后肠外营养应用比较广泛，但目前食管癌术后早期肠内营养越来越受到人们的重视。具体方法：将十二指肠营养管的顶端插入胃管的第一个侧孔，并用丝线做两处固定，术前留置胃管同时经鼻孔将双管送进胃内，术中切除食管后，分离胃管和营养管，用弯卵圆钳送入幽门以下。
（6）遵医嘱给予抗感染治疗。
（7）严密观察生命体征，胸腔闭式引流液的颜色、性质及量，认真听取患者主诉，如出现胸部剧痛及全身中毒症状时，应及时报告，加强护理。
（8）一旦确诊发生吻合口漏，应及早做闭式引流，应用大剂量抗生素控制感染及输血、输液等全身支持治疗。同时停止口服，改经胃管或做空肠造瘘供给营养。

（八）潜在并发症：胃动力障碍

1. 相关因素　①手术切除迷走神经引起胃动力减弱；②手术使胃提入胸腔，解剖位置发生变化；③手术创伤抑制胃液分泌；④电解质紊乱、营养不良；⑤不完全性机械性幽门梗阻。
2. 临床表现　①胸闷、气短；②上腹饱胀；③溢出性呕吐；④胃肠减压量＞500mL/d；⑤X线检查显示胃内有较高液平面；⑥透视胸胃无蠕动或蠕动微弱。
3. 护理措施
（1）指导患者术后正确饮食，少量多餐，避免暴饮暴食，餐后保持半坐或站立位，并适当活动，借助重力加速胃排空。
（2）保持水、电解质平衡，避免电解质紊乱和营养不良等诱发因素；一旦出现胃动力障碍，应积极纠正水、电解质和酸碱紊乱。
（3）护士应注意观察患者进食后有无腹胀、腹痛、恶心、呕吐等不适，及时发现病情变化。
（4）及时禁食、水，留置胃管，充分胃肠减压，充分引流胃内液体及气体，解除胃潴留。
（5）加强营养，遵医嘱给予静脉高营养或空肠营养。
（6）遵医嘱给予胃动力药物的使用，如多潘立酮、甲氧氯普胺等以增强胃动力，促进胃排空。

（九）潜在并发症：胃食管反流

1. 相关因素　与胃食管接合部解剖位置的改变、去神经化影响与体位不当有关。

2. 临床表现 ①胃灼热；②进食后胸痛；③反胃；④间歇性吞咽困难（炎症刺激所致）；⑤食管外症状（咽炎、声嘶、呛咳、吸入性肺炎）。

3. 护理措施

（1）指导患者合理正确进食方法，少量多餐，忌食巧克力、咖啡等高脂、高糖饮食，戒烟，避免过量饮酒，餐后保持半坐或站立位，并适当活动，睡前2～3h勿进食，尽量采用低坡卧位（30°角）睡眠。

（2）遵医嘱使用制酸和胃动力药，如雷尼替丁、西咪替丁、奥美拉唑等。

（十）尿潴留

1. 相关因素 ①全身麻醉的影响；②尿道损伤；③镇痛药物的使用；④排尿习惯的改变；⑤心理因素。

2. 临床表现 患者主诉下腹胀痛、排尿困难，体检见耻骨上膨隆，叩诊呈实音。

3. 护理措施

（1）做好心理护理，做好解释和安慰工作，解除患者的焦虑和不安。

（2）妥善留置尿管，避免损伤尿道引起排尿困难。

（3）术前3d进行床上排尿的训练，以免因排尿姿势不习惯而导致尿潴留。

（4）拔除尿管前，予以夹闭尿管 4～6h，待膀胱充盈患者有尿意后开放，以训练膀胱收缩功能。

（5）病情许可的情况下应尽早拔除尿管，防止泌尿系统感染的发生，对留置导尿者应注意观察患者有无尿道口红、肿、痛、分泌物增多等感染的症状，发现异常，应及时处理。

（6）鼓励患者尽早床上活动或下床活动，对于不能下床者应协助患者抬高上身或采取坐位尽量以习惯的姿势进行排尿。

（7）对于术后使用镇痛泵的患者可适当延长留置尿管时间。

（8）注意私密性保护措施，为患者创造适合的排尿环境，消除患者窘迫和紧张情绪。

（9）热敷、按摩下腹部以放松肌肉，促进排尿。

（10）利用条件反射诱导排尿，让患者听流水声、温水冲洗会阴部诱导排尿。

（11）如采取各种方法仍不能排尿，应再次行导尿术。

（十一）废用综合征

废用综合征是指机体感受到或可能感受到因不能活动造成的负面作用，个体处于或有可能处于身体系统发生退化或功能发生改变的状态。

（1）相关因素：手术使肋骨、胸骨、多处肌肉受损，手术创伤大，术后剧烈疼痛、疲乏无力，加上多根置管等因素造成患者体位和活动受限。

（2）临床表现：主要表现在术侧肩关节强直、手臂活动受限、压疮、肺不张、腹胀等。

（3）护理措施

1）鼓励患者术后尽早床上活动或离床活动：早期活动有助于增加肺活量，改善呼吸功能，防止术后肺部并发症，促进肠蠕动，促进胃肠功能恢复，同时下床活动有助于全身肢体功能的锻炼，增强患者自信心，促进早日康复。

患者麻醉清醒后，生命体征平稳后给予半卧位，定时协助患者翻身，调整体位等适当的床上活动，术后第1天病情平稳即可指导患者进行抬臀、翻身或肩臂活动等床上运动；术后第2天可鼓励和协助患者床边活动，活动时应注意观察患者病情变化，若出现头晕、心慌、气急、出冷汗、面色苍白等情况，应立即停止活动，卧床休息，监测生命体征，做好相关处理。

2）术侧手臂及肩部的活动：防止肩关节强直，预防肺不张。术侧手臂及肩膀的运动操（图 6.1）：①手肘上举，将手肘靠近耳朵，固定肩关节将手臂伸直；②将手臂伸直由下往前向后伸展绕肩关节活动；③双手叉腰，将手肘尽量向肩关节靠拢；④将手臂高举到肩膀高度，将手肘弯成 90° 角，旋转肩膀将手臂在前后划弧；⑤将手臂伸直，掌心向上，由旁往上划至头顶，然后再回复原来的位置；⑥将手术侧的手肘弯曲，手掌放在腹部，再用健侧手抓住手术侧手腕，拉离腹部画弧，并上举超过头顶，再回复原来的位置。

3）鼓励患者自行进行日常活动，如刷牙、洗脸、梳头等。

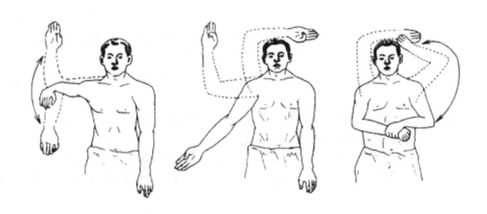

图 6.1 胸部手术后术侧上肢与肩部的运动

（十二）心理问题（焦虑、恐惧）

焦虑是指个体或群体处于对模糊的、不具体的威胁感到不安或忧虑及自主神经系统受到刺激的状态。

（1）相关因素：①预感到个体健康受到威胁，担心疼痛、担心疾病的预后；②创伤性的检查、手术对躯体的打击；③环境的改变；④基本生理需求得不到满足；⑤角色功能和角色转换不适应。

（2）临床表现。①生理方面：心率加快、血压增高、失眠、疲劳、虚弱、口干、肌肉紧张、疼痛、感觉异常、面色苍白或潮红；②心理方面：忧郁、恐惧、无助感、神经紧张、控制力差、易激动、没有耐心、哭泣、抱怨、不能面对现实；③认知方面：注意力不集中、缺乏对环境的认识。

（3）护理措施

1）建立良好的护患关系，鼓励患者主动表达自己的内心感受或疑问，耐心解释，给予正确及时的心理疏导，减少和消除患者的不良情绪，以积极的心态接受治疗和护理。

2）评估患者的焦虑程度，观察患者的言行举止，身心状态有无异常，如心率加快、血压增高、失眠、疲劳、面色苍白或潮红等，做好相应的护理措施。

3）对于有焦虑的患者，鼓励其倾诉原因，对于有手术顾虑的患者，护士应详细介绍术前准备的内容、各项检查的目的、手术时间、麻醉的方式、术后恢复的进程及患者配合的注意事项等；请其他患者做现身说法教育，尽可能地消除患者的顾虑。

4）组织患者进行适当的活动或采取松弛疗法，分散患者的注意力。

5）为患者创造良好的休息治疗环境，向患者详细介绍病区环境、安排与积极乐观的病友同住，尊重患者，保持病室安静整洁、减少灯光、噪声、疼痛的刺激。

6）告知家属产生焦虑的原因和表现，请患者家属共同参与，及时给予患者心理安慰和支持。

五、康复与健康教育

（一）精神卫生指导

良好的心理状态可增强机体的抵御能力，疾病的康复与精神状态密切相关，术后应给予患者及时的心理安慰、精神疏导，稳定患者的情绪，以利于疾病的康复。

（二）功能锻炼的指导

1. 呼吸功能的锻炼　让患者了解深呼吸及有效咳嗽的意义，指导患者进行有效咳嗽和咳痰，防止肺部并发症的发生。

2. 术后活动指导　使患者知晓早期活动的意义。术后第 1 天指导患者进行抬臀、翻身或肩臂活动等床上运动；术后第 2 天鼓励和协助患者床边活动，逐渐增加活动范围，指导患者做患侧上肢功能锻炼。

（三）各引流管的指导

告知患者和家属各引流管的作用及注意事项，妥善固定的重要性及方法，防止管道扭曲、阻塞、脱落或过度牵拉；防止引流液倒流，保持引流管通畅。

（1）胃肠减压管是食管癌手术后最重要的管道，保持胃肠减压持续负压吸引有利于吻合口愈合，防止吻合口漏、感染，于术后 5～7d 胃肠蠕动恢复后拔除。

（2）十二指肠营养管可进行术后早期肠内营养的补充。早期肠内营养有助于维护肠黏膜结构和功能的完整性，防止肠源性感染的发生，迅速补充蛋白质及各种营养物质，可以部分或完全替代静脉输液和营养的补充，减少经济支出。营养管应妥善固定，避免打折，营养滴注液可选择无渣、低黏度液，以维持管道通畅。术后第 1 天滴注糖盐水 500mL，术后第 2 天开始滴注营养液首次给予 500mL，第 3 天加量至 1000～1500mL，第 4 天改为 1500～2000mL。滴注时要求由慢到快，嘱患者一旦有腹痛、腹胀、恶心呕吐等症状，应立即告知医护人员。

（3）胸腔闭式引流管的作用是引流胸腔内积液及积气，平衡胸膜腔内压力，有利于肺膨胀。保持胸腔引流管的密闭性，如发生脱管、引流瓶损坏等意外情况应及时报告医生。

（四）饮食指导

胃管减压期间须绝对禁食，拔管后第 1 天可试饮水或糖水 50mL，每 2h 一次；第 2 天予糖水或米汤 50mL，每 2h 一次；第 3～6 天予糖水或米汤每天递增 50mL 至每次 200mL，每次间隔 2h；第 7 天进半量流质饮食；若无发热、腹痛等不适次日进全量流质饮食；2d 后改半流质，若无不适术后 2 周后可进软食。由于食管癌手术术中切断迷走神经，使得胃张力下降，易造成腹胀及胃肠功能紊乱等症状。患者进食高蛋白、高热量、高维生素、易消化饮食，如鸡蛋、牛奶、新鲜水果、蔬菜等，禁吃坚硬、油炸、辛辣等刺激性食物，少量多餐，防止胃过度膨胀。进食后不宜马上卧床休息，应适当散步或保持半卧位，减少食物反流。

（五）生活指导

生活规律，劳逸结合。注意饮食卫生，忌暴饮暴食。戒烟、酒，保持心情舒畅。

（六）复查

术后患者均需定期复查，一般 3～6 个月复查 1 次，并确定是否需要进行放疗、化疗、免疫等综合治疗。

第三节　急性胃炎

一、概述

急性胃炎指由各种原因引起的急性胃黏膜炎症，其病变可以仅局限于胃底、胃体、胃窦的任何一部分，病变深度大多局限于黏膜层，严重时则可累及黏膜下层、肌层，甚至达浆膜层。临床表现多种多样，可以有上腹痛、恶心、呕吐、上腹不适、呕血、黑粪，也可无症状，而仅有胃镜下表现。急性胃炎的病因虽然多样，但各种类型在临床表现、病变的发展规律和临床诊治等方面有一些共性。大多数患者通过及时诊治能很快痊愈，但也有部分患者其病变可以长期存在并转化为慢性胃炎。

二、护理评估

（一）健康史

评估患者既往有无胃病史，有无服用对胃有刺激的药物，如阿司匹林、保泰松、洋地黄、铁剂等，评估患者的饮食及睡眠情况。

（二）临床症状评估与观察

（1）腹痛的评估：患者主要表现为上腹痛、饱胀不适。多数患者无症状，或症状被原发疾病所掩盖。

（2）恶心、呕吐的评估：患者可有恶心、呕吐、食欲缺乏等症状，注意观察患者呕吐的次数及呕吐物的性质、量的情况。

（3）腹泻的评估：食用沙门菌、嗜盐菌或葡萄球菌毒素污染食物引起的胃炎患者常伴有腹泻。评估患者的大便次数、颜色、性状及量的情况。

（4）呕血和（或）黑粪的评估：在所有上消化道出血的病例中，急性糜烂出血性胃炎所致的消化道出血占 10%～30%，仅次于消化性溃疡。

（三）辅助检查的评估

（1）病理：主要表现为中性粒细胞浸润。

（2）胃镜检查：可见胃黏膜充血、水肿、糜烂、出血及炎性渗出。

（3）实验室检查：血常规检查：糜烂性胃炎可有红细胞、血红蛋白减少；大便常规检查，大便潜血阳性；血电解质检查，剧烈腹泻患者可有水、电解质紊乱。

（四）心理-社会因素评估

（1）生活方式：评估患者生活是否规律，包括学习或工作、活动、休息与睡眠的规律性，有无烟酒嗜好等。评估患者是否能得到亲人及朋友的关爱。

（2）饮食习惯：评估患者是否进食过冷、过热、过于粗糙的食物；是否食用刺激性食物，如辛辣、过酸或过甜的食物，以及浓茶、浓咖啡、烈酒等；是否注意饮食卫生。

（3）焦虑或恐惧：因出现呕血、黑粪或症状反复发作而产生紧张、焦虑、恐惧心理。

（4）认知程度：是否了解急性胃炎的病因及诱发因素，以及如何防护。

（五）腹部体征评估

上腹部压痛是常见体征，有时上腹胀气明显。

三、护理问题

（1）腹痛：由于胃黏膜的炎性病变所致。
（2）营养失调：低于机体需要量由于胃黏膜的炎性病变所致的食物摄入、吸收障碍所致。
（3）焦虑：由于呕血、黑粪及病情反复所致。

四、护理目标

（1）患者腹痛症状减轻或消失。
（2）患者住院期间保证机体需热量，维持水电解质及酸碱平衡。
（3）患者焦虑程度减轻或消失。

五、护理措施

（一）一般护理

（1）休息：患者应注意休息，减少活动，对急性应激造成者应卧床休息，同时应做好患者的心理疏导。
（2）饮食：一般可给予无渣、半流质的温热饮食。如少量出血可给予牛奶、米汤等以中和胃酸，有利于黏膜的修复。剧烈呕吐、呕血的患者应禁食，可静脉补充营养。
（3）环境：为患者创造整洁、舒适、安静的环境，定时开窗通风，保证空气新鲜及温湿度适宜，使其心情舒畅。

（二）心理护理

（1）解释症状出现的原因：患者因出现呕血、黑粪或症状反复发作而产生紧张、焦虑、恐惧心理。护理人员应向其耐心说明出血原因，并给予解释和安慰。应告知患者，通过有效治疗，出血会很快停止；并通过自我护理和保健，可减少本病的复发次数。
（2）心理疏导：耐心解答患者及其家属提出的问题，向患者解释精神紧张不利于呕吐的缓解，特别是有的呕吐与精神因素有关，紧张、焦虑还会影响食欲和消化能力，而树立信心及情绪稳定则有利于症状的缓解。
（3）应用放松技术：利用深呼吸、转移注意力等放松技术，减少呕吐的发生。

（三）治疗配合

（1）患者腹痛的时候：遵医嘱给予局部热敷、按摩、针灸，或给予止痛药物等缓解腹痛症状，同时应安慰、陪伴患者以使其精神放松，消除紧张恐惧心理，保持情绪稳定，从而增强患者对疼痛的耐受性；非药物止痛方法还可以用分散注意力法，如数数、谈话、深呼吸等；行为疗法，如放松技术、冥想、音乐疗法等。
（2）患者恶心、呕吐、上腹不适：评估症状是否与精神因素有关，关心和帮助患者消除紧张情绪。观察患者呕吐的次数及呕吐物的性质和量的情况。一般呕吐物为消化液和食物时有酸臭味。混有大量胆汁时呈绿色，混有血液呈鲜红色或棕色残渣。及时为患者清理呕吐物、更换衣物，协助患者采取舒适体位。

（3）患者呕血、黑粪：排除鼻腔出血及进食大量动物血、铁剂等所致呕吐物呈咖啡色或黑粪。观察患者呕血与黑粪的颜色性状和量的情况，必要时遵医嘱给予输血、补液、补充血容量治疗。

（四）用药护理

（1）向患者讲解药物的作用、不良反应、服用时的注意事项，如抑制胃酸的药物多于饭前服用；抗生素类多于饭后服用，并询问患者有无过敏史，严密观察用药后的反应；应用止泻药时应注意观察排便情况，观察大便的颜色、性状、次数及量，腹泻控制时应及时停药；保护胃黏膜的药物大多数是餐前服用，个别药例外；应用解痉止痛药如654-2或阿托品时，会出现口干等不良反应，并且青光眼及前列腺肥大者禁用。

（2）保证患者每日的液体入量，根据患者情况和药物性质调节滴注速度，合理安排所用药物的前后顺序。

（五）健康教育

（1）应向患者及其家属讲明病因，如是药物引起，应告诫今后禁止用此药；如疾病需要必须用该药，必须遵医嘱配合服用制酸剂以及胃黏膜保护剂。

（2）嗜酒者应劝告戒酒。

（3）嘱患者进食要有规律，避免食生、冷、硬及刺激性食物和饮料。

（4）让患者及其家属了解本病为急性病，应及时治疗及预防复发，防止发展为慢性胃炎。

（5）应遵医嘱按时用药，如有不适，及时来院就医。

索 引

参考文献

[1]沈霞，刘云. 血液净化治疗护理学[M]. 北京：科学出版社，2018.

[2]翟丽. 实用血液净化技术及护理[M]. 北京：科学出版社，2018.

[3]曹芳，李红. 慢性肾病与腹膜透析护理[M]. 北京：化学工业出版社，2018.

[4]李宝丽，刘玉昌. 实用骨科护理手册[M]. 北京：化学工业出版社，2018.

[5]李亚敏. 急危救治护士临床工作手册[M]. 北京：人民卫生出版社，2018.

[6]李燕，李海燕. 血管疾病护理评估手册[M]. 北京：人民卫生出版社，2018.

[7]昊惠平，付方雪. 现代临床护理常规[M]. 北京：人民卫生出版社，2018.

[8]叶文琴，王筱慧，李建萍. 临床内科护理学[M]. 北京：科学出版社，2018.

[9]李乐之. 静脉治疗护士临床工作手册[M]. 北京：人民卫生出版社，2018.

[10]张秀平. 妇产科护理学[M]. 北京：人民卫生出版社，2018.

[11]黄人健，李秀华. 内科护理学高级教程[M]. 北京：科学出版社，2018.

[12]黄人健，李秀华. 妇产辩护理学高级教程[M]. 北京：科学出版社，2018.

[13]王建英，王福安. 急危重症护理学[M]. 郑州：郑州大学出版社，2018.

[14]宁宁，来红，陈佳丽. 骨科护理手册[M]. 北京：科学出版社，2015.

[15]李麟荪，徐阳，林汉英. 介入护理学[M]. 北京：人民卫生出版社，2015.

[16]李海燕，李悯英. 心血管介入标准化护理管理手册[M]. 北京：人民军医出版社，2015.

[17]秦月兰. 临床实用介入专科护理手册[M]. 长沙：湖南科学技术出版社，2014.

[18]李艳梅. 神经内科护理工作指南[M]. 北京：人民卫生出版社，2016.

[19]赵艳伟. 呼吸内科护理工作指南[M]. 北京：人民卫生出版社，2016.

[20]刁永书，文艳秋，陈林，等. 肾脏内科护理手册[M]. 北京：科学出版社，2016.

[21]杨蓉，冯灵，胡秀英，等. 神经内科护理手册[M]. 北京：科学出版社，2016.

[22]陆一春，刘海燕. 内科护理学[M]. 北京：科学出版社，2016.

[23]吴小玲，万群芳，黎贵湘. 呼吸内科护理手册[M]. 北京：科学出版社，2015.

[24]张铭光，杨小莉，唐承薇，等. 消化内科护理手册（第2版）[M]. 北京：科学出版社，2015.

[25]杨海新，郝伟伟，赵素婷. 神经内科实用护理[M]. 北京：军事医学科学出版社，2015.

[26]陈顺萍. 妞科护理学[M]. 北京：中国医药科技出版社，2015.

[27]陈金宝，刘强，姜桂春. 肿瘤护理学[M]. 上海：上海科学技术出版社，2016.

[28]强万敏，姜永亲. 肿瘤护理学[M]. 天津：天津科技翻译出版有限公司，2016.